Man hat nicht oft im Leben die Gelegenheit, wirklich danke zu sagen. Das Schreiben dieser Widmung ist einer dieser seltenen Momente.

Ich widme dieses Buch meiner Frau und Freundin Claudia, die mich seit mehr als drei Jahrzehnten unterstützt und mir den Rücken freihält und weil nur durch sie viele meiner Möglichkeiten erst entstanden sind.

Stolz bin ich auch auf alle Beiträge von Klienten und Mitarbeitern zu diesen Buch. Ohne Ihre und Eure Mitwirkung wäre daraus keine so runde Sache geworden.

Ralf Monréal

So menschlich kann Pflege sein
Persönliches Budget kontra Fremdbestimmung

proroba Verlag, Düsseldorf

Impressum:

Monréal, Ralf:
So menschlich kann Pflege sein – Persönliches Budget kontra
Fremdbestimmung / Ralf Monréal

1. Auflage – Düsseldorf: proroba Verlag GmbH, 2018
ISBN 978-3-96373-000-9
© 2018 proroba Verlag GmbH

1. Auflage 2018
Umschlaggestaltung / Satz: proroba Verlag GmbH
Verlag: proroba Verlag GmbH, Hildebrandtstraße 4f, 40215 Düsseldorf
Druck: Heider Druck GmbH, Paffrather Straße 102-116
51465 Bergisch Gladbach
Buchbinder: Horst Reissig GmbH, Wesseling
ISBN: 978-3-96373-000-9

Bibliografische Information der Deutschen Nationalbibliothek:
Die Deutsche Nationalbibliothek verzeichnet diese Publikation in der
Deutschen Nationalbibliografie; detaillierte bibliografische Daten sind
im Internet über http://dnb.dnb.de abrufbar.

Papier: Das Papier ist FSC® zertifiziert und stammt aus
verantwortungsvoller Waldwirtschaft.
Druckfarbe: Die Druckfarbe besteht aus Pflanzenölen auf Basis
nachwachsender Rohstoffe.
Printed in Germany

www.proroba-verlag.de

INHALTSVERZEICHNIS

»Wir haben immer eine Wahlmöglichkeit – und wenn es nur die Wahl unserer Einstellung ist. Ich habe diese Möglichkeit für mich genutzt und nach einem Unfall entschieden, dass ich glücklich bin, wie ich bin. Ich lasse mich einfach nicht behindern. Das Rezept zu dieser Überzeugung war, dass ich bereit war, an mich und meine Fähigkeiten zu glauben und nicht an meine Behinderung. Das half mir wirklich sehr dabei, nie zu verzweifeln und stattdessen aktiv dafür zu sorgen, dass Glück entsteht.

Selbstverständlich bin ich auf Hilfe angewiesen. Einige Zeit wurde ich von Pflege- oder Betreuungsdiensten unterstützt. Die starren Zeitpläne und das ständig wechselnde Personal waren aber nichts für mich. Überhaupt nichts! Ich habe für mich den Anspruch, mein Leben so erfüllt wie nur möglich zu leben. Das ist für mich das Wichtigste im Leben. Und dank meines Persönlichen Budgets habe ich die Grundlage für mich schaffen können, um genau das zu erreichen, was mir das Wichtigste ist: ein erfülltes Leben!«

Nadine K.

VORWORT

Menschen, die das Leben vor besondere Herausforderungen gestellt hat, haben mich schon immer fasziniert. Wir alle können von diesen Lebens- und Überlebenskünstlern lernen. Lernen, dass in uns viel mehr steckt, als wir für möglich halten. Ob die Behinderung von Geburt an bestand, sich durch eine Krankheit entwickelte oder die körperliche oder geistige Unversehrtheit abrupt durch einen Unfall beeinträchtigt wurde – Freude, Glück, Zufriedenheit und Erfolg sind nicht von einem unversehrten Körper abhängig.

Damit zeigen uns diese Mutmacher, dass wir in jeder Situation die Wahl haben, zwischen Verzweiflung und der Annahme der Herausforderung, zwischen Selbstmitleid und dem Willen, das Beste daraus zu machen, zwischen Unglücklichsein und dem Streben nach Erfüllung und Liebe. Und sie zeigen uns damit auch, dass selbst hinter der schwersten Behinderung eine Person steht, die auf den Dialog mit der Welt wartet.

Gemeinsam mit meinem Team helfe ich Menschen mit Behinderung dabei, ein Persönliches Budget zu erhalten, damit sie ihren Dialog mit der Welt aus einem selbstbestimmten Leben heraus führen können. Seit über zehn Jahren tun wir dies nun schon sehr erfolgreich.

Leider wird das Mutmachen, das laute Ja zum Leben und das Persönliche Budget von der Bevölkerung und der Politik nicht in dem Maße wahrgenommen, wie es wünschenswert wäre. Aus diesem Grund entschloss ich mich zur Realisierung dieses Buches. Es zeigt die innere Schönheit, die hinter jedem Ja zum Leben jedes Mutmachers steht. Und es zeigt die Wege auf, wie Menschen ihr Recht auf ihr Persönliches Budget bei den unterschiedlichsten Leistungsträgern durchsetzen können. Mit diesem Buch möchte ich Lust auf neue Impulse machen, damit Betroffene für sich Grundlagen für ein erfülltes Leben schaffen können.

Eine der wichtigsten Voraussetzungen dafür ist die Schaffung von Freiheitsräumen. Freiheit gehört seit jeher zu den großen Grundworten der Philosophie und moderner Gesellschaften. Ganze Bibliotheken sind mit Gedanken dazu gefüllt worden. Im Alltag bedeutet Freiheit aber vor allem, dass sie gut zu verwenden ist, dass sie leicht zu handhaben ist. Freiheit muss deshalb auch immer praktisch und tauglich sein - besonders dann, wenn eine Behinderung vorliegt.

Ein auf Maß geschneidertes Persönliches Budget bildet genau die wirkungsvolle Grundlage, um praktische und alltagstaugliche Freiheit ganz individuell für Menschen mit Behinderung zu schaffen.

Ralf Monréal

»Hallo, der Bewilligungsbescheid für Ihr Persönliches Budget ist endlich angekommen. Ich wollte Sie nur schnell vorab telefonisch informieren, bevor ich Ihnen die Unterlagen zusende. Damit sind ihre Frau und Sie als ihr gesetzlicher Vertreter nun eigenständige Arbeitgeber und können somit selbstbestimmt Ihr Leben ermöglichen und gestalten. Im Laufe des Budgetverfahrens wurde bei den individuellen Förder- und Leistungszielen zur notwendigen Qualitätssicherung festgelegt, dass Sie Ihr Persönliches Budget zu 60 Prozent für qualifizierte Fachkräfte und zu 40 Prozent für ungelerntes Personal und Laienkräfte verwenden dürfen. Ich wollte mit Ihnen absprechen, welche Möglichkeiten sich in diesem Zusammenhang für Sie ergeben.«

»Ihr Persönliches Budget ist so angelegt, dass Sie eine Rund-um-die-Uhr-Assistenz organisieren können. Sie können dabei Vollzeit- und/oder Teilzeitkräfte und auch die sogenannten Mini-Jobber auf 450-Euro-Basis einstellen. Ganz abhängig davon, wie Ihr Lebensrhythmus und Ihre Lebensplanungen aussehen. Wir würden Sie deshalb gerne besuchen, um detailliertere Informationen über Ihr Wunschleben zu erhalten, damit wir Ihnen aufzeigen können, wie ein idealer Dienstplan für Ihre Angestellten aussehen kann und welcher Bedarf an Mitarbeitern sich daraus für Sie ergibt. Dementsprechend können wir dann auch die Stellenanzeigen für Sie formulieren.«

Teil

I

DAS »PROJEKT« CHRISTINE DAHMER!
TEILHABE FINDET IN BEIDE RICHTUNGEN STATT

Ingo Dahmer ist ein Macher und wird bei allem, was er angeht, von seiner positiven Lebenseinstellung angetrieben. Ein Bewerbungsschreiben hat er noch nie verfasst. Wenn er an einer Arbeitsstelle interessiert war, dann erschien er einfach persönlich beim Firmenchef und überzeugte ihn, dass er genau der Richtige für diesen Job sei. Fehlte es ihm an nötigem Wissen dazu, eignete er es sich über Seminare und Weiterbildungen zielstrebig an. So wurde aus dem gelernten Maurer zunächst ein LKW-Fahrer und am Ende ein Fernsehtechniker in Position eines stellvertretenden Leiters. So flexibel er sich beruflich auch zeigte, so stur hielt er an der klassischen Rollenverteilung innerhalb der Familie fest. Er war der Macher in Sachen Geldverdienen und seine Frau Christine war die Macherin in Sachen Vier-Kinder-Erziehung und Haushalt. Früh hatten sie geheiratet, weil sie früh in Liebe zueinander gefunden hatten. Nach außen und innen ein echtes Dream-Team.

Dann lag Christine Dahmer plötzlich in der Wohnung auf dem Boden, kurz nachdem sie die Kinder zu Bett gebracht hatte. 2008 war das. Jona, die jüngste der drei Töchter, war gerade drei Jahre alt. Christine hatte seit Tagen über Schmerzen und Taubheitsgefühle im linken Arm geklagt. Die Ärzte vermuteten nichts Dramatisches bei der 38-Jährigen. Man ging von Muskel- oder Gelenkproblemen aus. Plötzlich ging es aber um Leben und Tod. Aus einer Armvenenthrombose hatte sich ein winziges Stück des Thrombus gelöst, durchwanderte folgenlos das Herz, um dann ein kleines Blutgefäß im Gehirn zu verstopfen. Der Schlaganfall veränderte schlagartig alles.

Es folgten zehn Operationen am offenen Schädel. Mehr als einmal stand das Leben von Christine Dahmer auf des Messers Schneide. Monate des Hoffens und Bangens vergingen. Viele Sekunden davon fühlten sich für Ingo Dahmer wie Stunden und Tage an. Manches blieb durch den Alltagsstress bedingt durch Job, Kinder und Haushalt auch eigentümlich surreal. Was sollte das bedeuten? Wachkoma!? Kann es einen solchen Status überhaupt geben? Ist man nicht entweder wach oder im Koma? Kann Christine wieder ein Bewusstsein erreichen? Wird sie die Familie erkennen? Wird sie auf Fragen reagieren? Aus dem Bett aufstehen können? Wird sie eines Tages wieder ein normales Leben führen können?

Ingo Dahmer wäre allerdings nicht Ingo Dahmer, wenn er trotz Schocks und Überforderung nicht doch wieder auf seine positive Lebenseinstellung gefallen wäre.

»Es war ein schreckliches erstes halbes Jahr. Alle nur erdenklichen Tiefen durchschritt ich. Mitunter wusste ich nicht mehr, wo mir der Kopf und das Herz stehen sollten. Doch ein Aufgeben stand nie zur Debatte. Da waren nicht nur vier Kinder, die mich brauchten, sondern auch eine Frau, die mich mehr brauchte als je zuvor. Also entschied ich, das Schicksal meiner Frau und ihren Zustand wie ein Projekt anzusehen. In meinem Berufsleben, im Sport, im Hobby, immer hatte ich alles als Projekt angesehen und war damit auch immer gut gefahren. Also tauchte ich in die Materie ein, informierte mich und hinterfragte alles - bei Ärzten, Pflegern, Selbsthilfegruppen, las Bücher zum Thema, verfolgte alles Wissenswerte im Fernsehen und suchte den Kontakt zu Spezialisten.«

Routiniert greift Ingo Dahmer zu einem Stofftuch und wischt einen Mundwinkel seiner Frau trocken, die im Rollstuhl mit Kopfstütze und Sicherheitsgurt mit am Küchentisch sitzt. Aus dem Augenwinkel hatte er registriert, dass sie seine Hilfe braucht. Kurz lächelt er zu mir herüber.»Ich kenne meine Frau in- und auswendig und bin deshalb auch der beste und professionellste Pfleger, den sie überhaupt haben kann.«

Christine Dahmer stößt einen kurzen Laut aus, der normalerweise den Anfang eines Lachens bildet. Die Augen hält sie dabei weiterhin geschlossen. Nur einmal hatte sie sie bisher kurz geöffnet, obwohl ich ihr fremd bin. Ihr Mann Ingo hatte sie zwar bei meiner Ankunft vergeblich dazu aufgefordert, die Augen zu öffnen, doch erst als ich ihr scherzhaft dazu riet, damit sie einen Blick auf meine entzückende Glatze werfen kann, tat sie es für einen kurzen Moment.

Ingo Dahmer folgt meinem Blick auf die Fotos an den Wänden. Jona und Kimberly, die beiden jüngsten Töchter, sind auf allen Fotos mit strahlenden Augen in Verbindung mit der Leichtigkeit des Seins zu sehen. Immer möglichst nah an ihrer Mutter. Ob vor der Kulisse eines Springbrunnens, wo beide halb auf der Mutter sitzend sie herzlich und freudestrahlend umarmen oder während eines Inliner-Ausflugs, wo die Mädchen links und rechts neben dem Rollstuhl der Mutter entlangrasen, während Ingo Dahmer auf seinen Inlinern den Rollstuhl seiner Frau schiebend auf Tempo bringt. Familienausflüge bei schönstem Wetter und schönstem Lächeln sind hier festgehalten worden.

Ingo Dahmer scheint meine Gedanken lesen zu können. »Ja, Teilhabe findet in beide Richtungen statt. Deshalb war mir, nachdem Christine außer Lebensgefahr war, auch ganz schnell klar, dass ich meine Frau nicht in ein Pflegeheim gebe. Sie sollte dort leben, wo sie hingehört - in den Kreis der Menschen, die sie lieben. Zu meiner Überraschung, nein, zu meinem Entsetzen, fand ich kaum Fürsprecher für mein Projekt `Christine wird zu Hause gepflegt und betreut´. Bis auf einen Arzt tobten alle anderen regelrecht. Sie wiesen lautstark darauf hin, dass, sollte meine Frau zu Hause sterben, ich schuld daran sein werde. Auch aus dem Kreis der Verwandten gab es Anfeindungen. Sätze fielen in meine Richtung, die zu bösen Streitigkeiten bis heute führten: Das kannst du den Kindern nicht antun! Das schaffst du nicht! Du hast kaum Windeln gewechselt und willst auf einmal pflegen? ... In meiner Verunsicherung suchte ich auch Familienberatungsstellen auf. Diese machten mir dann endlich Mut. Dort lautete das Motto: Wenn Sie sich das zutrauen und es unbedingt wollen, dann machen Sie es doch einfach.«

Während sich bei Ingo Dahmer kurz Traurigkeit im Blick über die Auseinandersetzungen in der Vergangenheit zeigt, stößt Christine Dahmer wieder den ersten Laut des Lachens aus. Die Traurigkeit in Ingo Dahmer ist augenblicklich verflogen. Lächelnd blickt er seine Frau an. »Denen haben wir es allen ganz schön gezeigt, nicht wahr, mein Schatz!?«

Der Hauch eines Lächelns zeigt sich auf dem Mund von Christine Dahmer und lässt für einen kurzen Augenblick eine Ahnung davon entstehen, wie lebensfroh ihr Lächeln einmal war.

»Vor zehn Jahren ging die Medizin davon aus, dass wenn Patienten nach schweren Schlaganfällen, Hirnblutungen oder einem schweren Schädelhirntrauma im Wachkoma waren, sich nach einer bestimmten Krankheitsdauer kaum noch etwas zum Positiven für die Betroffenen ändert. Mittlerweile ist etwas mehr Optimismus unter den Ärzten entstanden. So sprechen die Ärzte auch nicht mehr von Wachkoma, sondern von einem `Syndrom reaktionsloser Wachheit´. Die großen Fragen, die sich die Medizin im Moment stellt, sind: Was nehmen Wachkomapatienten überhaupt wahr? Können sie sich nur nicht äußern, obwohl sie hören, fühlen und denken? Ich habe von einem Experiment gelesen, bei dem einem Wachkomapatienten, der in einem Kernspintomographen lag, ein Tennisspiel in Worten beschrieben wurde. Das ganze Programm mit Aufschlag, Vorhand und Rückhand. Das faszinierende Ergebnis spricht, finde ich, für sich: Bei dem Wachkomapatienten waren genau die gleichen Gehirnareale dabei aktiv wie bei einem gesunden Menschen. Langzeitbeobachtungen zeigen dabei, dass 90 Prozent der Wachkomapatienten zwar eine schwere körperliche Behinderung behalten, dass die Betroffenen aber eben wach und kontaktfähig sind. Und Langzeitbeobachtungen belegen auch, dass der stärkste aktivierende Reiz dafür die Mobilisierung ist. Ich habe also alles richtig gemacht - gegen alle Widerstände.«

Kurz verschwindet Ingo Dahmer in der Küche, um für seine Frau Nachschub für die künstliche Ernährung zu holen. »Die Ärzte gaben meiner Frau damals die denkbar schlechtesten Diagnosen. Ich akzeptierte diese, bestand aber darauf, dass meine Frau nach Hause kommt. Ich suchte eine neue Wohnung, baute vieles behindertengerecht um, organisierte ein Pflegebett, installierte eine Deckenvorrichtung, mit der ich meine Frau vom Bett ins Badezimmer bringen kann. Tausend Dinge gab es zu tun und zu organisieren. Auch der erste Ausflug gehörte dazu. Meine Frau sollte an so vielen Aktivitäten teilnehmen können, wie es nur irgendwie ging. Natürlich zogen wir viele Blicke auf uns. Natürlich gingen uns viele alte Freunde peinlich berührt aus dem Weg. Aber es kamen auch neue Freunde hinzu.

Am schönsten fand ich damals die Reaktionen von Kindern. Mit welcher Natürlichkeit sie Christine entgegentraten. Ich brachte Jona gemeinsam mit meiner Frau in den Kindergarten. Natürlich wurden wir sofort dort umringt. Es hagelte Fragen: Warum guckt deine Mutter so komisch? Warum sind ihre Hände und Füße so seltsam verdreht und verkrampft? Die Kinder kannten überhaupt gar keine Berührungsängste, im Gegensatz zu den meisten Erwachsenen, zu denen auch viele Verwandte gehörten.

In den ersten sechs Monaten versuchte ich, mit der Unterstützung eines Pflegedienstes Familie und Job unter einen Hut zu bekommen. Das war kräftemäßig aber nicht durchzustehen. Durchschlafen ist ein Fremdwort für mich, weil ich Christine mehrfach in der Nacht umbetten muss. Im Laufe der Jahre hat sie gelernt, wann ein Umlegen für sie wichtig ist und macht mich mit einem Laut darauf aufmerksam. Kleinste Bewegungen und Laute helfen mir, sie zu verstehen. Christine und ich brauchen keine Worte zur Kommunikation.

Nachdem ich den Pflegedienst eingehend beobachtet hatte, kam ich zu dem Ergebnis, dass ich das bisschen Waschen und Tun auch selbst machen kann. So gab ich meinen Beruf auf, auch wenn ich wusste, dass ich in der Armut des Hartz IV damit lande. Ich habe diesen Schritt nie bereut, auch wenn ich über so manches, was einem der Gesetzgeber mit seinen Bestimmungen in den Weg stellt, nur mit dem Kopf schütteln kann. Hätte ich Christine in ein Pflegeheim abgeschoben, dann wären sofort monatlich fünfstellige Summen anstandslos bezahlt worden. Da ich die Pflege selbst übernehmen wollte, ging der Streit mit gefühlt hundert Stellen um jeden Euro an Hilfe los.

Damals bekam ich für drei Stunden in der Woche die Hilfe einer Pflegerin zugesprochen - freitags zwischen 16 und 19 Uhr. In dieser Zeit fand geballt das ,normale' Leben statt. Kinder ins Auto, zum Baumarkt Schrauben kaufen, zur Drogerie Schulhefte besorgen, danach zum

Zahnarzt, am Ende schnell noch Kleidung und Lebensmittel kaufen. Bei den Lebensmitteln bloß nichts vergessen, weil ich erst in einer Woche wieder vor die Tür komme. Dann mit Vollgas zurück. Die Pflegerin geht pünktlich um 19 Uhr. Manchmal wundert es mich, dass ich mich während diesem ganzen Stress zu einem richtig guten Koch entwickelte.«

»Ein ganz neues Leben entstand dann für uns alle mit Hilfe des Persönlichen Budgets. Einer der vielen Menschen, mit denen ich im Laufe der Zeit Kontakt aufgenommen hatte, machte mich auf diese Möglichkeit aufmerksam. Gemeinsam mit einer Budgetassistenz wurde es dann Realität. Da für Christine ein 24-stündiger Pflegebedarf besteht, wurde mir zu Beginn viel mehr genehmigt, als ich schließlich brauchte, weil ich den größten Teil immer noch selber mache. An fünf Tagen in der Woche kommt Astrid vormittags zu uns. Sie ist seit vielen Jahren die Hauptassistentin und kümmert sich auch viel um den Haushalt. Dadurch habe ich jetzt vormittags die Zeit, die ich vorher nur freitags zwischen 16 und 19 Uhr hatte. Das Kochen bleibt aber weiter in meinen bewährten Händen. Ab mittags bis zum nächsten Morgen bin ich dann für Christine zuständig. Für ihr mehrfaches Umlegen in der Nacht wache ich mittlerweile gar nicht mehr richtig auf. Es geht fast automatisch. Ich bereue nichts. Das Team ist einfach toll. Da gibt es noch die Physiotherapeutin Steffi, die Bewegungstrainings mit Christine absolviert. Montags und donnerstags gibt es noch Handbäder und ein kleines Wellnessprogramm.

Natürlich haben wir immer noch sehr wenig Geld, aber die sehr belastende Armut aus der Anfangszeit ist vorbei. Spendengelder halfen, dass ich ein behindertengerechtes gebrauchtes Auto kaufen konnte, so dass ich Christine überall mitnehmen kann. Sogar Urlaubsreisen sind mittlerweile drin. Es geht alles, wenn man nur will. Wir fahren gerne an die Nordsee und nehmen uns dort mit einem Freund, dessen Frau ein ähnliches Schicksal wie Christine erfahren hat, ein Ferienhäuschen. Nach behindertengerechten Häusern sehen wir uns gar nicht mehr um. Sie sind meist zu teuer. Wir achten nur darauf, dass die Türen breit genug sind. Der Rest wird improvisiert. So bauen wir, wenn nötig, kleine Rampen an Terrassenstufen für die Rollstühle oder führen einfach die Duschköpfe zum Fenster heraus, um unseren Frauen die Haare im Garten zu waschen. Die nötigen Pflegebetten organisieren wir im Vorfeld bei örtlichen Fachgeschäften, die sie uns für den Zeitraum vermieten. Und für die Fahrt legen wir auf der Route Haltepunkte fest, wo wir unsere Frauen waschen können. Dazu telefonieren wir vorab mit Kliniken oder Rote-Kreuz-Stationen und fragen nach, wo wir behindertengerechte Waschräume nutzen können. Vor dem Persönlichen Budget war alles schwieriger. Jetzt kann ich auch eine Assistentin mit in den Urlaub nehmen. Dadurch kommen Christine und auch die Kinder nie zu kurz. Als ich alles alleine machen musste, konnte ich nicht jede Aktivität mit den Kindern machen, weil ja immer einer bei Christine sein muss.«

Während Tochter Jona sich mit einer Freundin kurz bei uns verabschiedet, gibt Ingo Dahmer seiner Frau einen halben Teelöffel Brei.

»Es ist nur für den Geschmack. Christine hat durch den Schlaganfall ihren Schluckreflex verloren. Mit viel Training gelang es uns aber, dass sie zwischendurch Weiches probieren kann. Auf diese Weise ist an Geburtstagen auch schon mal ein halbes Löffelchen Sekt drin.«

Erneut zeigt Christine Dahmer mit ihrem Lachlaut, dass Erinnerungsgefühle ihr Leben bereichern.

»Auch heute noch komme ich immer wieder mit Menschen in Kontakt, die Christine jede Lebensqualität absprechen. Ich versuche, diese Menschen immer dahingehend zu öffnen, dass sie Christines Leben ein wenig mit dem eines Babys vergleichen sollen. Auch das Leben eines Babys ist auf Grundbedürfnisse begrenzt. Sie wollen trinken, Nahrung, wollen ihre Kuscheleinheiten und ihre Pflegezeiten. Doch jedes Baby nimmt darüber hinaus auch auf seine Weise am Leben und dem, was um es herum geschieht, teil und bereichert sein Umfeld auf seine Weise gleichzeitig auch. Diese Meinung habe ich von Anfang an vertreten. Das ermöglichte auch, dass sich unsere Kinder ihrer Mutter möglichst unbefangen nähern konnten. Jona kletterte mit drei Jahren auf ihrer Mutter im Pflegebett herum. Der Pflegedienst damals schimpfte und tobte immer. Ich bestand aber darauf, dass man Jona einfach lässt. Riss sie mal einen Schlauch heraus, dann wurde er eben wieder befestigt.

Punkt. Kein Grund, ein Drama daraus zu machen. Jona und ihre Unbekümmertheit und wie sie sich einfach an ihre Mutter kuschelte, sorgte schließlich auch für die ersten Reaktionen von Christine.«

Mein Blick fällt auf Christine Dahmer, die erstmals zu ihrem Lachlaut auch den Hauch eines Lächelns zeigt. Sanft streichelt ihr Mann dabei ihr rechtes Bein.

»Ich bereue den Schritt zum Projekt `Christine wird zu Hause gepflegt und betreut´ nicht. Wir sind als Familie und als einzelne Menschen daran gewachsen. Meine Töchter Kimberly und Janine, die mittlerweile selbst drei Kinder hat, haben beide Pflegeberufe ergriffen. Sie haben ihre Mutter nie pflegen müssen, waren aber immer anwesend, wenn ich oder andere es taten. Sie wurden alle früh erwachsen und haben früh gelernt, dass alles geht, wenn man es nur will. Das sage ich heute auch jedem, wenn ich andere in persönlichen Gesprächen oder über meine Facebook-Gruppe `Persönliches Budget` berate. Man braucht Vorbilder, um die Pflege eines geliebten Menschen zu organisieren und zu managen. Und man braucht den Willen dazu. Den Satz ´ Ich würde ja gerne, aber ... ´, den gibt es nicht. Jeder hat das Recht dazu zu sagen, dass er zu Hause nicht pflegen will. Die Aussage, das geht nicht, die gibt es aber nicht, weil sie falsch ist. Wer zu Hause pflegen will, der kann es auch. Es ist nicht einfach. Auch nicht mit dem Persönlichen Budget. Aber es geht mit ihm und nur mit ihm auf lebensbejahende Weise.«

Erneut streichelt Ingo Dahmer zärtlich das Bein seiner Frau.

»Christine und ich hatten zur Silberhochzeit ursprünglich eine Reise nach Amerika geplant. Das ging im Chaos dieser Zeit natürlich nicht. Dennoch hatten diese 25 Jahre ein Zeichen verdient. Also schnappte ich mir Christine und verbrachte mit ihr fünf Tage in Berlin. Zusammen besuchten wir jede Sehenswürdigkeit, die Berlin zu bieten hat. Es war eine schöne Zeit. Und wer weiß, vielleicht holen wir Amerika ja noch nach.«

Geht nicht, gibt es halt bei Ingo Dahmer nicht.

•

Ingo Dahmer, ein Macher mit dem Herz auf dem richtigen Fleck. Alles musste von ihm neu organisiert und geregelt werden, nachdem seine Welt innerhalb weniger Minuten zusammengebrochen war. Das nötige Wissen dazu besaß er nicht, der Wille musste reichen. Und mit diesem Willen sorgte er schließlich auch dafür, dass seine Frau im Kreise ihrer Lieben wohnen bleiben konnte. Ingo Dahmer und seine Familie wurden damit zum Vorbild vieler Menschen mit Behinderung, die ein selbstbestimmtes Leben für sich selbst oder einen Familienangehörigen mit Hilfe des Persönlichen Budgets anstreben.

Dass selbst ein so starker Wille wie der von Ingo Dahmer nicht ausreicht, um ein Persönliches Budget im Alleingang durchzusetzen, wird viele überraschen. Doch auch bei ihm musste ich mich gemeinsam mit meinem Team lange mit dem Träger auseinandersetzen, bis das Persönliche Budget für Christine Dahmer durchgesetzt war. Mit ausschlaggebend für den Erfolg war unsere große Erfahrung.

Als 2008 das Persönliche Budget per Gesetz ins Leben gerufen wurde, waren wir von Anfang an dabei. Die Rahmenbedingungen gaben jedoch nicht viel her. Informationsmaterialien gab es so gut wie keine. Die Träger selbst verfügten auch über kein Wissen. Das Persönliche Budget war absolutes Neuland. Hier zeigt sich eine Parallele zu Ingo Dahmer: Auch wir hatten - wie alle damals - nicht das nötige Wissen, verfügten aber über einen ähnlich starken Willen wie Ingo Dahmer. Unseren Willen setzen wir allerdings für alle Menschen mit Behinderung ein, die einen Anspruch auf ein Persönliches Budget haben.

DIE BEANTRAGUNG DES PERSÖNLICHEN BUDGETS – SO UNGLAUBLICH WIE DER »FLUG DER HUMMEL«?

Dass sie voller Träume und Pläne steckt, verrät schon ihre Stimme: inspirierend, mitreißend und charmant. Mit Energie und Lebenslust gestaltet M.H. ihr Leben.

Die Diplom-Pädagogin engagiert sich viel im Bereich der Inklusion. Als Dozentin ermöglicht sie in Seminaren Begegnungen von Menschen mit und ohne Behinderung. Alles, um »Barrieren im Kopf« abzubauen und Menschen für das »Miteinander« zu sensibilisieren. Im gemeinsamen Kontakt zeigt sich schnell, dass jeder in irgendeiner Form körperliche oder seelische Einschränkungen im Leben erfährt: Vielleicht durch Höhenangst, Sonnenallergie oder Angst vor Spinnen, es gibt viele Arten. »Kommt dieses Bewusstsein erst einmal in die Köpfe aller Teilnehmenden, bin ich nicht mehr »die Behinderte«, sondern einfach nur noch Mensch mit einer eigenen Persönlichkeit, Stärken, Einschränkungen und Träumen – wie wir alle sie haben.«

Gerne und schnell werden die Begriffe »normal« und »nicht normal« verwendet, wenn es um Menschen mit Behinderung geht. Was bedeuten sie eigentlich? Häufig entscheidet die Mehrheit, was »normal« ist. Das heißt, wenn die meisten Menschen im Rollstuhl säßen und nicht auf eigenen Beinen die Tür auf der anderen Seite des Zimmers erreichen könnten – wäre es normal!? Hingegen wäre dann ein Mensch, der die Strecke zur Tür ohne Hilfsmittel bewältigt, »nicht normal«!? Es ist also alles eine Frage der Perspektive.

Wir leben in einer Gesellschaft, in der Konventionen und Übereinkünfte das Zusammenleben steuern. Diese brauchen wir an vielen Stellen – an anderen lohnt es sich, sie zu überdenken und zu verändern. Die Frage dabei ist: Nützen sie uns oder schränken sie unsere Sichtweisen ein? Und was verpassen wir, wenn wir angeblich «nicht Normales» abwerten?

Durch eine angeborene körperliche Behinderung kann M. H. weder frei stehen noch gehen. Den Rollstuhl nutzt sie als Fortbewegungsmittel, das sie anstelle ihrer Füße verwendet. Um ein selbstbestimmtes Leben zu führen, benötigt M. H. in den meisten Lebensbereichen Unterstützung. Dabei geht es nicht nur um die Umsetzung von ganz großen Träumen und Plänen, die viele von uns antreiben und erfüllen, sondern um die scheinbar zu vernachlässigen Dinge, die einem im Alltag begegnen: Eine Mülltonne kann zu einem unüberwindbaren Hindernis werden, das M. H. alleine nicht bewältigen kann: Steht die Mülltonne auf einem schmalen Gehweg, wird der Arbeitsweg unpassierbar.»In solchen Momenten fühle ich mich»behindert«.«

Bezogen auf die nötige Unterstützung im Alltag möchte M. H. nicht auf Familie und Freunde zurückgreifen müssen, denn solche»Bitten« und»Gefallen« können Beziehungen stark belasten. So entschied sie sich für das Persönliche Budget, um in der Grundpflege, in der Freizeit und während der beruflichen Tätigkeit sogenannte Persönliche Assistenz zu erhalten. Dafür wurde M. H. zur Arbeitgeberin von mehreren persönlichen Assistentinnen und kann auf diese Weise ein selbstbestimmtes und eigenverantwortliches Leben führen.

Der Weg zum Persönlichen Budget war jedoch beschwerlich. Obwohl sie es durchaus gewohnt ist, Themen zu recherchieren und Dinge zu organisieren, stellte M. H. bald fest, dass sie bei der Realisierung eines eigenen Persönlichen Budgets an Grenzen kam: Es war fast unmöglich, die nötigen Informationen zu bekommen.

Bezogen auf eine Erstbeantragung des Persönlichen Budgets kommen viele Kostenträger ihrem Beratungsauftrag leider bisher nur unzureichend nach. Stattdessen scheinen sie davon auszugehen, dass jeder Antragstellende die»Sache schon selbst hinbekommt«. Anstatt konkrete Schritte zur Vorgehensweise der Beantragung zu nennen, wurde M. H. teilweise sogar vom Persönlichen Budget abgeraten. An diesem Punkt alleingelassen, suchte sie weiter nach Lösungen, da - immer noch vom Assistenzmodell überzeugt - ein Leben in einem Pflegeheim keine Alternative war.

Als M. H. dann im Internet auf die Seite der Firma proroba stieß, fehlte ihr zwar zunächst der Mut, dort überhaupt einmal anzurufen, da sie sich in Sachen Persönliches Budget verunsichert fühlte. Hier wurde sie dann aber direkt ernst genommen und verstanden. Die Mitarbeiter unterstützen konkret bei der Erstellung eines Konzepts für das Persönliche Budget, bei Gesprächen mit Kostenträgern und dann auch bei der Umsetzung nach Budgetbewilligung.

Viele Menschen mit Behinderung wollen ein selbstbestimmtes Leben führen. Das Recht dazu hat jeder Mensch. Dabei ist die Umsetzung des Persönlichen Budgets ein entscheidender Faktor.

Um es aus der »Hummelperspektive« zu sagen: Auch wenn es jahrelang unerklärlich war, dass die Hummel fliegen kann, da Körperbau und Flügelform dafür nicht geeignet erschienen, ist das nach den Erkenntnissen der Wissenschaft heute kein »Wunder« mehr... Also dann: Bleibt daran zu arbeiten, dass die Nutzung des Persönlichen Budgets in der Zukunft kein »unglaubliches Unterfangen« von ein paar Menschen mit Behinderung ist... Denn am Ende sind manche Dinge möglich, die zunächst unmöglich erschienen.

•

Eine Diplom-Pädagogin, die auch dazu ausgebildet ist, anderen bei der Durchsetzung ihrer Rechte tatkräftig zur Seite zu stehen, stieß bei der Realisierung ihres eigenen Persönlichen Budgets an ihre Grenzen - trotz Unterstützung eines Anwalts. Kein Versagen liegt hier bei Frau H. vor. Vielmehr zeigt sich an ihrem Beispiel, wie einschüchternd der Kampf um das eigene Persönliche Budget in den meisten Fällen sein kann, obwohl das Recht auf Seite des Antragstellers ist. Alleine sich vor Vertretern der Träger bei mündlichen Verhandlungen zu behaupten, ist selbst mit dem nötigen Fachwissen eine echte Herausforderung.

Selten gibt es unterstützende Beratung durch die Träger. Hier wird eher nach dem Motto agiert: Sie wollen das Persönliche Budget? Dann verdienen Sie es sich, indem Sie alles allein hinbekommen.

Eine Hilflosigkeit wird hier provoziert, die viele davor abschreckt, sich den Traum vom selbstbestimmten Leben zu erfüllen. Im Fall von Frau H. war die provozierte Unsicherheit schließlich so groß, dass sie sich kaum noch traute, uns als fachkundigen Budgetberater anzurufen. Was ist, so war ihre größte Sorge dabei, wenn ich dort auch so abweisend behandelt werde? Dann führt mein Lebensweg automatisch in ein Pflegeheim, weil ich ab dann aufgeben muss.

Der Gesetzgeber hat aber explizit das Recht auf Budgetberatung geschaffen, damit eben nicht nur Menschen mit übergroßer Durchsetzungskraft zu ihrem Persönlichen Budget zu kommen. Menschen mit Behinderung müssen viel Kraft aufwenden, um Teilhabe am Leben zu erreichen. Hilfe bei der Durchsetzung ihrer Rechte anzunehmen, ist kein Zeichen von Schwäche, sondern ist im Fall des Persönlichen Budgets fast immer eine Notwendigkeit.

»ICH HABE ES GESCHAFFT, MUTTERGLÜCK KENNENZULERNEN«

Es waren ihre wunden Knie, die als ständige Begleiter eine Art Markenzeichen von Sylvia Korn waren. Sie lachte, lief und tobte herum wie alle anderen Kinder in ihrem Alter auch. Nur dass die anderen Fünfjährigen nicht so oft stürzten wie sie und deshalb auch nicht immer so blutige und verkrustete Knie hatten. Mit neun Jahren bemerkte sie selbst ihre Gangunsicherheit. Mit 13 Jahren wurde sie auf der Straße angesprochen, ob sie Alkohol getrunken hätte, und mit 14 Jahren schaffte sie den Schulweg nicht mehr.

Während dieser schleichenden und immer schlimmer werdenden Entwicklung lagen unzählige ärztliche Untersuchungen, die ganze Tage in Anspruch nahmen und angstauslösende operative Eingriffe in Kliniken. Beides hinterließ traumatische Spuren in Sylvia Korn. Die Diagnose, die sie lange Zeit nicht verstand: Friedreich-Ataxie, kurz FA genannt. FA ist genetisch vererblich und eine degenerative Erkrankung des zentralen Nervensystems, die vielfältige neurologische, psychische, orthopädische und kardiologische Symptome hervorruft. In Mitteleuropa sind rund 50.000 Menschen davon betroffen.

Der langsame Entwicklungsverlauf ließ Sylvia Korn auch viel Normalität erleben. Dementsprechend entwickelten sich auch ihre Wünsche, Hoffnungen und Ziele. Ziele, wie sie einfach zu einem erfüllten Leben für die meisten Menschen dazugehören. Sylvia Korns größter Lebenstraum war es, eine Familie zu gründen. Und er ging in Erfüllung.

13 Jahre ist ihr Sohn jetzt alt, gesund und intelligent. Nachdem sie jung Witwe geworden war und sich immer mehr körperliche Einschränkungen bemerkbar machten, nahm ihre Schwester den Jungen in ihrer Familie auf und kümmert sich seitdem liebevoll um ihn.

Die Familie war und ist der große Halt im Leben von Sylvia Korn. Mittlerweile ist sie 47 Jahre alt, obwohl die Ärzte ihr eine Lebenserwartung von nur 37 Jahren eingeräumt hatten.

»Ich habe es geschafft, Mutterglück kennenzulernen. Jetzt will ich erleben, wie es ist, wenn man Oma wird. Ich habe mir vorgenommen, 80 Jahre zu werden«, sagt sie lachend.

Für einen ungeübten Zuhörer ist es schwer, Sylvia Korn zu verstehen. Die degenerative Erkrankung des zentralen Nervensystems zeigt sich mittlerweile auch in ihrer Sprache. Doch die lebhaften und mit Emotionen gefüllten Augen helfen. Sie bauen Brücken zwischen den Worten, denen man nur zu folgen braucht. Der Dialog, der dann entsteht, bringt eine Frau zu Tage, die an Lebensträumen und glücklichen Erinnerungen festhält, aber auch die Schwärze tiefer Depressionen kennengelernt hat.

»Es wäre unerträglich für mich gewesen, wenn ich in ein Pflegeheim abgeschoben worden wäre. Das passt nicht in mein Weltbild.« Zunächst hatte sich ein Pflegedienst um sie gekümmert. Doch ein Leben in der eigenen Wohnung konnte auf diese Weise nicht bewerkstelligt werden.

Deshalb kämpfte Sylvia Korn um ihr Persönliches Budget. »Ich musste dafür sogar vor Gericht ziehen.«

2011 erhielt sie es endlich. Seitdem kümmern sich überwiegend Assistentinnen auf 450-Euro-Basis um Sylvia Korn, die sich per Joystick mit ihrem Elektrorollstuhl durch die Wohnung bewegt. Die Brauntöne überall sorgen für eine warme und gemütliche Atmosphäre. Sauberer kann eine Wohnung nicht sein. Sylvia Korn ist auch an ihrer Kleidung anzusehen, dass sie auf Äußerlichkeiten Wert legt. So hat sie mit ihrem Assistenzteam einen Ort geschaffen, an dem man sich einfach wohlfühlt. Auch deshalb kommen Mutter und Stiefvater hin und wieder zum Kartenspielen vorbei.

Sylvia Korn hat sich ein kleines Reich geschaffen, in dem sie glücklich ist. Verlassen tut sie es nur selten. Lieber schmückt und dekoriert sie ihr Zuhause. Zu wahrer Höchstform läuft sie vor Halloween auf. Dann veranstaltet sie auch für alle ihre Assistentinnen eine Halloweenparty. Sie selbst verkleidet sich immer als Hexe, wobei natürlich auf alle Details, bis hin zu Kontaktlinsen, geachtet wird. Kaum ist Halloween vorbei, wird direkt für Weihnachten dekoriert. Im Laufe der Jahre hat sich so viel Dekoration dafür angesammelt, dass Sylvia Korn damit sogar in den USA Preise gewinnen könnte.

Doch nicht nur Äußerlichkeiten und Dekorationen bestimmen ihr Leben, sondern auch ihre Gefühlswelt, die sie nur allzu gerne jedem aufzeigen würde. »Ich nehme mir täglich zehn Minuten Zeit, um an einem eigenen Buch, einem Roman über eine Frau, die mit Persönlichem Budget lebt, zu arbeiten. Ich denke, dass es nicht nur wichtig für mich und meine Gefühle ist, sondern auch eines Tages für meinen Sohn sein wird.«

●

Das eigene Leben mit dem Persönlichen Budget zu gestalten, ist auch immer mit ganz konkreten Vorstellungen verbunden. Zu viele Jahre lebte die betreffende Person mit der Unzufriedenheit über die Sachleistungen der Fürsorge. Große emotionale Defizite durch den permanenten Vergleich mit dem Leben nichtbehinderter Menschen entstanden dabei. Sie rissen nach und nach eine schmerzhafte Kluft zwischen dem, wie eigentlich gelebt werden sollte und dem, wie tatsächlich gelebt wird.

Die bestehenden Wünsche ans Leben und die individuellen Bedarfe, wie sie sich aufgrund der Behinderung ergeben, gilt es über ein persönliches Gespräch in einem wirkungsvollen und erlösenden Konzept festzulegen. Je detaillierter die Bedarfsfeststellung ist, umso genauer kann das Persönliche Budget ausgehandelt und ausgerichtet werden, damit am Ende endlich das selbstbestimmte und eigenverantwortliche Leben steht.

Frau Korn passt von ihrem Wesen einfach nicht in ein Pflegeheim, weil dort die Tagesabläufe viel zu strikt geregelt sind. Die Krankheit und die Lebensumstände von Frau Korn verlangen nach Flexibilität. Nur so kann sie ihre Pflegebedarfe und das kurzfristige Reagieren auf die Bedürfnisse ihres Sohnes ermöglichen.

EIN NEUES LEBEN BEGINNT - MIT NEUEN GRENZEN

Er ist das Paradebeispiel für einen optimistisch-aktiven Menschen und dafür, dass daran auch ein schwerer Schicksalsschlag nichts zu ändern vermag.

In einer Studie haben Psychologen vor Jahren Lottogewinner und Menschen miteinander verglichen, deren Leben durch ein Unglück auf den Kopf gestellt wurde. Die Hauptfrage dahinter: Wie nachhaltig wird das Wesen eines Menschen durch eine große Umwälzung verändert? Die Großgewinner im Lotto erlebten in den folgenden Monaten ein Glückshoch, lebten wie im Rausch. Nach durchschnittlich sechs Monaten war der Lottogewinner aber im Großen und Ganzen wieder der Mensch, der er vorher auch war. War er früher ein Pessimist gewesen, der immer das Negative sah, dann war er es auch als reicher Mensch.

Die Menschen, die durch einen Unfall auf einmal querschnittgelähmt waren, durchschritten im Durchschnitt sechs Monate ein schwarzes Tal. Waren die Betroffenen zuvor Optimisten gewesen, dann waren sie es danach auch wieder.

Dirk Bliemeister ist einer von ihnen. Im Alter von 27 Jahren fuhr er mit seinem Motorrad mit nur 30 Stundenkilometern in eine Kurve, als es zu einem Wildwechsel kam. Beim Ausweichmanöver kam es zum Sturz und er wurde zwischen Motorrad und Leitplanke eingeklemmt. Heute ist es ihm ein Rätsel, wie er sich selbst vor die Leitplanke setzen konnte. Alles tat ihm weh, weil vieles im Brustbereich gebrochen war. Sogar sein Herz war geprellt. Zu spät wurde erkannt, dass auch seine Wirbelsäule betroffen war. Bei der Bergung und Behandlung rutschte sie zwischen dem siebten und achten Wirbel ab. Dirk Bliemeister war schlagartig querschnittgelähmt und verlor außerdem die Funktion des linken Armes.

»Ich wurde dann nach Homburg geflogen. Dort fanden die ersten großen lebenserhaltenden Operationen statt. Aber auch nach der Notoperation blieb der Nerv unwiederbringlich beschädigt. Wegen der starken Schmerzen und schlimmen inneren Verletzungen wurde ich zur Lebenserhaltung für zwei Monate in ein künstliches Koma versetzt. Dann ging es zur Weiterbehandlung nach Heidelberg. Ich war noch nicht lange verheiratet. Es tat mir gut, dass meine Frau jeden Tag nach der Arbeit zu mir kam. Gleichzeitig erschien jedes Mal ein großes Fragezeichen in mir, wenn ich sie sah: Wie sollte es jetzt nur weitergehen? Wir hatten ein aktives Leben mit Kindern geplant. Zwischen den Grübeleien gab es immer wieder neue Operationen.

Was mir sehr half, war der Rückhalt der Familie und meiner vielen Freunde. Toll war damals auch mein Arbeitgeber. Als NATO-Soldat bei der Bundeswehr genoss ich viel Respekt und war bei meinen Kameraden und Vorgesetzten beliebt. Ich muss dabei noch schmunzeln, wenn ich daran denke, dass die Bundeswehr mir Zivildienstleistende als Pfleger und zur Betreuung organisierte. Das war wirklich bemerkenswert.

Da meine Frau sich für ein Leben mit mir entschieden hatte, fing ich in der Folgezeit an, mein Leben neu zu organisieren, natürlich immer mit dem Blick auch auf die neuen Grenzen. Die wenigsten Grenzen gibt es bekanntlich in der Kreativität, also setze ich hier einen neuen Schwerpunkt.

Nachdem wir ein Haus gebaut hatten, begann ich mit einfachen Computersetzarbeiten. Viele Freunde halfen und mobilisierten Kontakte, damit das Auftragsvolumen ständig wachsen konnte. Ich habe die schöne Erfahrung gemacht, dass man mit Offenheit und Ehrlichkeit in der Arbeit am besten vorankommt. Passierte mir ein Fehler, dann halfen Erklärungen und offene Gespräche, die Verständnis erzeugten. Viele meiner Kunden hielten mir über viele Jahre die Treue.

Ja, ich hatte großes Pech gehabt. Danach aber auch viel Glück. Um davon etwas zurückzugeben, engagiere ich mich in Vereinen, zu denen auch der cbf (Club Behinderter und ihrer Freunde Südpfalz e. V.)

gehört. Dort bin ich seit Jahren 1. Vorsitzender. Mit den knapp 600 Mitgliedern, über 100 festen Mitarbeitern und knapp 40 ehrenamtlichen Helfern können wir einiges bewegen. Wir sind sehr stark im betreuten Wohnen von Einzelpersonen und Wohngruppen bis sieben Personen. Das sehen wir als maximale Größe an, damit die Gruppe in ihrem Wohngebiet auch integriert wird. Größere Gruppen werden meist als störend empfunden und so schlechter integriert.

Über diese Tätigkeit erkannte ich auch, wie sinnvoll Persönliche Assistenz für körperliche, seelische oder hauswirtschaftliche Dinge sein kann. Zwar führe ich ein ausgefülltes Leben, aber ich habe den Pflegegrad 4. Natürlich sagt ein solcher Grad nichts darüber aus, wie der Pflegebedarf eigentlich ist. Aber ich brauche mit nur einem Arm und der Querschnittlähmung viel Hilfe im Tagesablauf. Als es dann vor ein paar Jahren nötig wurde, dass ich außerdem nachts beatmet werde, wurde eine Überwachung meines Schlafes nötig. Ich suchte deshalb den Kontakt zu proroba und ließ das alles für mich über das Persönliche Budget organisieren.

Ich bin mit meinem Leben zufrieden. Seit 2006 habe ich eine wundervolle neue Partnerin. Ich bin jeden Tag aufs Neue begeistert, dass sie meine menschliche Seite höher eingeschätzt hat als meine körperlichen Defizite. Gemeinsam mit unseren drei Katzen machen wir einfach das Beste aus unserem Leben hier in der Südpfalz. Wir leben da, wo andere Urlaub machen. Und damit Menschen mit Behinderungen sich noch wohler hier in Freckenfeld fühlen, berate ich alle Betroffenen auch beim Thema Barrierefreiheit.«

Ein aktiver Optimist bleibt halt ein aktiver Optimist!

•

»Alles, was mir am Herzen liegt«

Ihre Hände verraten schon, dass es sich bei Simonetta Paura um eine interessante Persönlichkeit handelt. Normalerweise hat der Mensch nur einen dominanten Finger, von dem sich Rückschlüsse auf den Charakter ableiten lassen. Erkennbar ist der dominante Finger, wenn man die Hand ausstreckt. Er ist der gerade Finger, zu dem sich die anderen Finger mehr oder weniger hinneigen. Simonetta Pauras Zeigefinger und Ringfinger kämpfen Kopf an Kopf um die Gunst, der dominante Finger zu sein. Damit vereint sie laut Charakteranalyse zwei Seelen in sich. Der dominante Zeigefinger zeugt davon, dass sie eine Führungsnatur ist. Aber eine nette, die in keinem Fall dazu neigt, Herrschsucht zu entwickeln. Die Dominanz ihres Ringfingers belegt, dass sie sehr kreativ ist. Beide Eigenschaften zusammen sorgen dafür, dass sie ihr Persönliches Budget auf faszinierende Art und Weise zur Gestaltung ihres selbstbestimmten Lebens nutzt. So schafft sie als Arbeitgeberin ausgezeichnete Bedingungen für ihre Angestellten mit klaren Regeln und als lebensfrohe Frau geht sie ganz im Reisen auch auf Hausbooten und an erster Stelle vor allem im Tanzen auf.

»Rollstuhltanz ist meine ganze Leidenschaft«, erklärt Simonetta Paura, die mit ihren kristallleuchtenden Augen ein Energiebündel in Sachen Lebensfreude ist. »Von meiner Tetra-Spastik lasse ich mir das Tanzen nicht nehmen. Das Persönliche Budget bildet gerade in diesem Punkt eine perfekte Grundlage für mich. In meiner Heimatstadt gibt es kein Angebot für Rollstuhltanz. Gemeinsam mit meinen angestellten Assistenzkräften kann ich mich aber auf den Weg nach Duisburg zu meinen Tanzlehrern machen. Diese bieten nicht nur Kurse für Standardtänze an, sondern auch verschiedene Workshops. Dazu gehörte auch das Angebot zum Rollstuhl-Bauchtanz. Die Workshops sind einfach großartig. Rollstuhl-Bauchtanz macht nicht nur Spaß, sondern ist auch ein ganz hervorragendes Training für den Oberkörper. Ein toller Ausgleich für mögliche Fehlhaltungen, die beim Sitzen im Rollstuhl entstehen können. Angefangen hatte ich beim Rollstuhltanz mit dem Paartanz. Jetzt entwickle ich mich aber lieber im Einzeltanz weiter. Vielleicht kann ich in ein paar Jahren auch bei Turnieren teilnehmen. Mit allem, was dazu gehört: tollem Make-up und vor allem maßgeschneiderten Kleidern, die nicht in den Reifen des Rollstuhls hängen bleiben können. Ich kann es eigentlich kaum noch erwarten, dass mein Können dafür ausreichend sein wird. Zwar ist die Kunst des Rollstuhltanzes in der Bevölkerung kaum bekannt, die Zahl der Fans dieses Sports steigt aber stetig. Als ich nach Antwerpen zur Weltmeisterschaft im Rollstuhltanz als begeisterte Zuschauerin reisen wollte, konnten mich Freunde gerade noch rechtzeitig vor der Anreise warnen. Der Besucherandrang war nämlich so groß gewesen, dass es gar keine freien Plätze mehr gab. Hunderte von Fans mussten an der Tür abgewiesen werden. Derartige Planungsfehler werden zukünftige Veranstalter wohl nicht mehr machen und für mehr Raum für die Fans sorgen. Denn schließlich wollen auch Menschen mit Behinderung Spaß und Lebensfreude haben. Damit dem möglichst wenig im Weg steht, gilt es allerdings auch, vieles zu planen - besonders in den eigenen vier Wänden. Ich habe mir ein wirklich wunderschönes Zuhause geschaffen, in dem ich viel Wert auf Ordnung und Sauberkeit lege. Ich bekomme nämlich gerne viel Besuch und möchte, dass sich jeder bei mir wohlfühlt. Deshalb achte ich auch sehr auf mein äußeres Erscheinungsbild. Meine Wohnung ist mein Reich und ich möchte darin und auch vor der Haustür ein selbstbestimmtes Leben führen. Ich bestimme und ich entscheide. Damit das möglichst reibungsfrei abläuft, habe ich als Arbeitgeberin als Bestandteil zu den Arbeitsverträgen noch ein Assistenzblatt mit dem Titel »Alles, was mir am Herzen liegt« erstellt. Auf nette Weise mache ich darin deutlich, wie das Team für reibungslose Abläufe sorgen soll. Ich möchte nämlich keinesfalls betreut werden oder dem Gefühl ausgesetzt werden, dass der Charakter der Fürsorge bei der Assistenz irgendwo mitschwingt. Ich bin eine freie Frau und lebe ein selbstbestimmtes Leben. Dabei helfen mir meine Assistenzkräfte, wenn Hilfe erforderlich ist. Aber ich bin diejenige, die alle Entscheidungen trifft. Diese klaren Regeln sorgen auch bei meinen Angestellten für eine gute Grundlage, auf der sie einen schönen und reibungsfreien Arbeitstag aufbauen können. Ich bin sehr glücklich mit meinem Team und sie sind es offenbar mit mir als Arbeitgeberin. Sonst würden in meiner Wohnung nicht auch die Fotos von den Kindern meiner Assistenzkräfte stehen.«

●

Im Grunde genommen kann ein Antrag auf ein Persönliches Budget als kurze Mitteilung an den Leistungsträger erfolgen (siehe Buch Teil 2, Seite 98). In der Praxis hat sich aber gezeigt, dass ein detailliert ausformulierter Antrag zügiger zum Erfolg gebracht werden kann. Der Träger erkennt schon an der Art des Antrags, wie viel Wille und Know-how auch von einer begleitenden Budgetassistenz dahinter stecken. Nur allzu gerne möchten Leistungsträger professionellen Budgetberatern aus dem Weg gehen. Im Fall von Herrn Bliemeister fanden ungewöhnlich viele Gespräche und Verhandlungen mit dem Leistungsträger statt, bis dieser die Unterstützung akzeptierte, obwohl das Gesetz hier eindeutig auf der Seite des Antragstellers steht. Jeder hat ein Recht auf Beratung und Unterstützung in diesem Bereich - ohne Ausnahme.

Erfreulicherweise erkennen langsam immer mehr Leistungsträger für sich selbst auch einen Nutzen durch erfahrene Budgetberater, wie im Fall von Frau Paura. Die Planungen stehen auf einer festen und verlässlichen Basis und das vergebene Persönliche Budget sorgt nicht nur für eine bessere Lebensqualität der Klienten, sondern ist im Vergleich zur herkömmlichen Fürsorge mit dem teuren Pflegeaufwand oft deutlich günstiger.

»JEDER TAG WIRD MIT LIEBE GEFÜLLT«

»Ob Elias nur noch einen Tag, ein Jahr oder vielleicht noch zehn Jahre zu leben hat, ich werde beim Zurückblicken immer wissen, dass ich die Zeit mit ihm genutzt und mit Liebe gefüllt habe.« Sanft streichelt Anna Koschmieder die Hand ihres Sohnes, der neben ihr auf dem Sofa eingekuschelt unter einer Decke liegt. Das schnarchende Geräusch unter der Sauerstoffmaske verrät, wie schwer dem Zehnjährigen das Atmen fällt. Zur Schule geht er nicht mehr. »Ich will die Zeit, die ihm noch bleibt, mit ihm verbringen. Meine Liebe und meine Kuscheleinheiten spürt Elias schließlich, während er das Rechnen und Schreiben ohnehin niemals lernen würde.«

Elias kam mit starken Behinderungen zur Welt. Der Grund dafür wurde nie gefunden. »Elias ist seit seiner Geburt gesundheitlich sehr stark eingeschränkt. Die schweren epileptischen Anfälle haben die Folge, dass es Elias immer und immer schlechter geht, bis er eines Tages sterben wird. Seit seiner Geburt weiß ich, dass es nur eine Richtung für ihn gibt.«

Mein Blick wanderte zwischen Elias und seiner Mutter hin und her. Das Schicksal hat hier erbarmungslos zugeschlagen. Dennoch fühle ich mich in der Nähe der beiden einfach nur wohl - und das von dem Moment an, als ich ebenfalls auf dem Sofa Platz nahm. Bei all dem Schmerz und der falschen Richtung, die das Leben hier aufzeigt, bin ich umgeben von Liebe und einer wundervollen Leichtigkeit des Seins. Beides spiegelt sich unablässig im Blick von Anna Koschmieder wider. Sie scheint meine Gedanken zu erraten.

»Ich habe natürlich auch sehr traurige Tage. Herzzerreißend sind für mich besonders die Zeiten, in denen Elias nicht die Dinge mit anderen Kindern teilen kann, auf die man sich als Eltern freut. Der Tag, an dem Elias hätte eingeschult werden sollen, war ein solcher schwarzer Tag. Aber ich bleibe nie lange in der Traurigkeit hängen. Mein Sohn braucht mich und ich möchte ihn jeden Tag möglichst viel von meiner Liebe spüren lassen.«

Wieder schenkt Anna Koschmieder ihrem Sohn mit einer zärtlichen Geste ein Stück dieser Liebe. Sie ist fest mit ihm verbunden, spürt, was er braucht und wenn etwas nicht mit ihm stimmt. Über die Emotionen seiner Mutter nimmt Elias am schönen Teil des Lebens teil. Es kann nur eine Ahnung in Außenstehenden bleiben, dass es ihm ein Trost auf seiner Lebensreise in die falsche Richtung ist. Denn Elias kann nicht sprechen und sich nicht bewegen. Selbst wenn seine Mutter ihn ins Bett trägt, gibt es keine Körperspannung in Elias. Aber es gibt die Liebe um ihn herum und eine Mutter, in deren Augen unablässig Lebensfreude, Aktivität und die Verbundenheit mit ihrem Kind leuchtet. Und wer es an ihren Augen nicht erkennt, dem hat Anna Koschmieder einen Hinweis oberhalb ihres rechten Handgelenks eintätowieren lassen. Es umläuft den ganzen Arm und verbindet kunstvoll das engelsgleiche Gesicht ihres Sohnes über einen Rosenkranz mit einem Kreuz. Was Anna Koschmieder auch tut, alles macht sie für ihren Sohn. »Elias Krankheit gehört zu unserem Leben, aber wir lassen nicht zu, dass die Krankheit unser Leben bestimmt.«

Kurz erschallt ein Signalton am Beatmungsgerät. Ein routinierter Blick der Mutter genügt, um festzustellen, dass wohl alles in Ordnung ist. Anna Koschmieder registriert meinen besorgten Blick.

»Elias krampft fast geräuschlos. Deshalb muss man immer ein Auge auf ihn haben. Als Elias drei Jahre alt wurde, habe ich ihn in einen Kindergarten gebracht. Da er eine Intensivbetreuung einer examinierten Kraft benötigte, wandte ich mich an einen Pflegedienst. Da ich mein Kind am besten kenne, wies ich die Frau aus Thailand gründlich ein. Ich konnte ihr einfach nicht klarmachen, dass bei Elias nicht alles nach dem Lehrbuch zu machen ist. Dort heißt es, dass man bei Kindern wie Elias zur Unterstützung beim Trinken den Kopf nach vorne kippen soll. Natürlich ist es dann auch viel einfacher, Kleckereien abzuwischen. Die Erfahrung hatte mich aber gelehrt, dass Elias nur trinken kann, wenn sein Kopf überstreckt ist. Die Folge war, dass Elias sich im Kindergarten regelmäßig übergab. Als sie Elias schließlich von der Schaukel fallen ließ, trennte ich mich von ihr. Einige Pflegedienste kamen in der Folgezeit zum Zug. Doch regelmäßig gab es Probleme. Es ist mir bis heute ein Rätsel, wie eine Pflegefachkraft Elias falsch in den Rollstuhl setzen konnte oder warum andere grobe Lücken beim Verstehen von medizinischen Fachbegriffen hatten. Mitunter kam es mir so vor, als seien Pflegedienste eine neue Arbeitsform der Mafia, wo es nur darum ging, möglichst schnell, möglichst viel Geld zu verdienen. Es gab aber auch echte Lichtblicke. So hatten wir für wenige Monate einen jungen Mann bei uns, der zuvor Pfleger auf einer Intensivstation gewesen war. Er war so engagiert und liebevoll. Er nahm Elias einfach mal mit in den Zoo oder nahm ihn mit, wenn er ein paar Freunde von sich besuchen wollte. Er gehörte zu den wenigen, denen ich vertrauen konnte. Die anderen konnte ich beim besten Willen nicht allein mit meinem Sohn lassen. Gerade weil er sich nicht bewegen und nicht sprechen kann, muss man Elias viel Aufmerksamkeit schenken. Viele saßen einfach nur bei ihm im Zimmer, waren in ihre Bücher und ins Handy vertieft oder pflegten stundenlang ihre Fingernägel. So entging vielen auch einfach mal, dass Elias hohes Fieber hatte und eigentlich in die Klinik gebracht werden musste. Was bei mir eine Erkältung auslöst, führt bei Elias direkt zu einer Lungenentzündung. Gefühlt hatte ich tausend Diskussionen mit den sogenannten Fachpflegekräften, den Pflegediensten und der Krankenkasse. Nach Jahren fielen dann in einem Nebensatz schließlich die zwei Worte, die alles veränderten: Persönliches Budget - organisiert von proroba und unterstützt von meiner Krankenkasse, konnte ich endlich Menschen für meinen Sohn einstellen, denen ich blind vertrauen kann. Sogar Bekannte durfte ich einstellen, um die Versorgung von Elias sicherzustellen. Dadurch kann ich mir auch hin und wieder Zeit für mich nehmen. Alleine eine Runde mit unserem Hund Hermann machen oder mich im Fitnesscenter austoben. Alles Dinge, die ich in den ersten neun Lebensjahren von Elias so gut wie nie machen konnte. Für mich ist das Persönliche Budget eine wirklich großartige Sache. Ich weiß, dass Elias auch dann liebevoll betreut wird, wenn ich mal nicht in der Wohnung bin. Das gibt mir das beruhigende Gefühl, mir selbst beim Einkaufen auch mal Zeit lassen zu können und dabei einen Kaffee zu trinken. Ich spüre, dass auch Elias zufrieden ist. Und so versende ich auch weiterhin vereinzelt Fotos von Elias zu Sachbearbeitern. Ich hatte früh damit angefangen, damit sie bei ihren Entscheidungen, die sie über viele, viele Anträge zu treffen hatten, sahen, dass Elias nicht nur ein Name und eine

Nummer ist, sondern ein liebenswerter Mensch. Dass er ein Junge ist, der ganz viel Liebe verdient hat und braucht, gerade weil das Leben ihn in eine Richtung drängt, wo es bis zu seinem Tod nur schlimmer und schlimmer wird.«

•

Budgetkonferenzen haben ihr ganz eigene Dynamik. Sie dienen dazu eine Zielvereinbarung zu erreichen, um eine Kontrolle über die Wirksamkeit und Wirtschaftlichkeit des Persönlichen Budgets zu haben. Die Zielvereinbarung wird dabei zwischen der leistungsberechtigten Person und dem beauftragten Träger geschlossen. Die Person mit Behinderung hat dabei das Recht, eine Person seiner Wahl daran zu beteiligen. Das kann ein Angehöriger oder eine Person aus einem Verband, einer Selbsthilfegruppe, einem Dienst, einer Einrichtung oder eine rechtliche Person sein.

Die Zielvereinbarung enthält mindestens Regelungen über die Ausrichtung der individuellen Förder- und Leistungsziele. Ebenso über die Erforderlichkeit eines Nachweises für die Bedarfsdeckung und über die Qualitätssicherung sowie über die Höhe des Budgets.

In ganz seltenen Fällen verlaufen Budgetkonferenzen weich und ohne Aufkommen von problematischen Situationen. Frau Koschmieder besitzt da fast ein Alleinstellungsmerkmal in unserer über zehnjährigen Firmengeschichte. Wenn man bedenkt, wie viel Schicksal und Lebenskampf bei jedem einzelnen Budgetnehmer zu finden und zu fühlen ist, ist es mitunter verwunderlich, dass die Verhandlungen „nur" hart geführt werden. Ein Beispiel für eine Budgetkonferenz finden Sie auf Seite 108 im zweiten Teil des Buches.

Bei den Budgetkonferenzen geht es neben den vielen Details über den individuellen Betreuungs- und Pflegebedarf auch darum aufzuzeigen, aus welchen Gründen das selbstbestimmte und eigenverantwortliche Leben so wichtig für den Budgetnehmer ist. Im Fall von Jörg ging es dabei um die Stichworte Gemeinschaft und echte Teilhabe am Dorfleben und darüber hinaus.

ES BRAUCHT EIN GANZES DORF, UM EIN KIND ZU ERZIEHEN

Wird aus diesem „Dorfkind" schließlich ein Mensch, der das Herz auf dem rechten Fleck hat, der weiß, was er will und der mit seinem Tun und Wirken eine Bereicherung für andere ist, dann kann dieses Dorf stolz auf sich sein.

Jörg W. ist glücklich, dass sein Dorf ihn miterzogen hat und er ist auch stolz auf sich selbst. Stolz, weil er es mit seinen Mitte 30 mit Hilfe des Persönlichen Budgets geschafft hat, in dem Dorf wohnen zu bleiben, das er über alles liebt.

Dort, wo ein früherer Freund immer noch Zeit für ihn findet, um mit ihm ins Kino zu fahren. Wo eine Nachbarin einer glücklosen Ente zum Trost gegen fehlendes Mutterglück einfach ein Hühnerei unterschob. Der Hahn, der schließlich das Licht der Welt dank ihres Brütens erblickte, hält sich nun für eine Ente, während die Entenmama seither voller Stolz im Garten umhermarschiert, wie man es eigentlich nur von selbstherrlichen Hähnen kennt.

Wäre es nach seinem zuständigen Landschaftsverband gegangen, wäre Jörg W. heute in einem Pflegeheim. Seinen Hund Ben hätte er natürlich nicht mitnehmen können. Sicherlich, das Pflegeheim ist ansprechbar, doch es werden die Essenszeiten, die Fernsehzeiten, die Duschzeiten und noch vieles, vieles mehr vorgeschrieben.»Das ist nichts für mich.«

Jörg W. ist wegen des Interviews zum Persönlichen Budget aufgeregt. Die Anspannung lässt ihn kurz so verkrampfen, dass es ihm schwerfällt, die Worte, die nur so aus ihm heraussprudeln wollen, einfach fließen zu lassen. Seine Mutter Daniela gibt ihm mit ruhiger Stimme einen Hinweis zur Entspannung. Mit tiefen Atemzügen zeigte Jörg W., dass er Techniken erlernt hat, um innere Anspannung aufzulösen. Seine Hände sinken langsam auf den Tisch, der zu seinem elektrischen Rollstuhl gehört. In der Anspannungsphase hatte er seine Hände fest vor seine Brust gedrückt. Jörg W. hat seine Mitte wiedergefunden. Deutlich zu spüren ist, dass er sich bei seiner Entspannungsübung auch fest auf sein Zuhause, vertraute Menschen und Ben konzentriert hat, der neugierig an mir schnuppert.

Jörg W. ist körperlich schwer behindert. Lässt man sich aber völlig auf seine Augen ein, ist sofort die Stärke eines Menschen erkennbar, der weiß, was er will. Zusätzlich erhält der Betrachter noch ein Geschenk in Form eines Einblicks in ein wundervoll freundliches Herz. Ich bin mir sicher, dass es genau das ist, warum ihm ein Freund bis heute die Treue hält und warum seit über einem Jahrzehnt eine Staatsanwältin ehrenamtlich ihn regelmäßig nicht nur in einem Café trifft, sondern ihn auch zu Hause zum Spielen besucht.

Für sein eigenes Reich haben Mutter und Vater viel auf sich genommen. »Als Jörg sich entschied, nicht in ein Pflegeheim zu gehen, mussten wir das Haus vollständig umbauen«, erläutert Mutter Daniela W. »Es sollten endlich zwei Wohnbereiche entstehen, in denen Jörg auf der einen Seite und mein Mann und ich auf der anderen Seite Platz für ein eigenes Leben finden können.« In monatelanger Arbeit wurde eine Scheune so umgebaut, dass dort die Eltern ihren eigenen Wohnbereich fanden. »Wir haben viele Jahre sehr beengt gelebt«, erklärt Daniela W. »Als ich spürte, dass die 24-stündige Pflege und Betreuung meines Sohnes anfing, meine Kräfte zu überschreiten, musste eine Lösung her.« Seither lebt Jörg W. allein in einem Bereich des ursprünglichen Hauses. Jörg nutzt für seine Besuche bei den Eltern eine Rampe, die von der Krankenkasse finanziert wurde. Obwohl seine Hände keine Feinmotorik zulassen, manövriert er geschickt und auf den Zentimeter genau seinen elektrischen Rollstuhl mit einem Stick - immer in Begleitung von seinem Hund Ben. Zwei herzensgute Seelen haben da zueinandergefunden.

»Ich bin stolz darauf, dass ich mein eigenes Persönliches Budget habe und mit meinen Assistenten mein Leben führen kann. Ich bestimme, wann ich ins Bett gehe, wann mir nach einem Bad ist oder wann die richtige Zeit für ein gutes Frühstück ist. Manchmal möchte ich Brot mit Käse und Salami, manchmal eben lieber Brötchen. Bei schönem Wetter gehe ich dann mit Ben spazieren, puzzle mit meiner Assistentin Maria, beobachte Baumfällarbeiten mit meinem Assistenten Niclas oder gehe mit meinem Assistenten Mirco einkaufen, in ein Restaurant oder fahre mit ihm über die Autobahn - je schneller, desto besser. Abends spiele ich gerne mit der Spielkonsole oder sehe mir Filme im Fernsehen an. Es ist einfach toll. Ich habe alle Freiheiten, die ich mir jemals erträumt habe. Zwischendurch arbeite ich auch in einer Behindertenwerkstatt. Leider können meine Kollegen nicht reden. Aber meine Betreuer dort sind immer begeistert, wenn ich ihnen erzähle, was ich alles machen kann und wie mein Leben mit dem Persönlichen Budget aussieht. Sie kennen ja von den Kollegen das Leben ohne Budget und können die Vergleiche ziehen.«

Auch die Menschen im Dorf finden das Persönliche Budget gut.»Sie wissen alle, was wir über die Jahre geleistet haben und freuen sich für uns, dass mein Mann und ich mehr Raum für ein eigenes Leben durch das Persönliche Budget gewinnen konnten«, wirft Daniela W. ein.»So haben wir jetzt zum ersten Mal einen 14-tägigen Urlaub ganz entspannt machen können. Dank der Assistenten von Jörg wissen wir, dass wir uns keine Sorgen machen müssen. Alles ist wunderbar geregelt. Nach über 30 Jahren des ständigen Kümmerns ist das eine völlig neue Erfahrung. Wir unternehmen mit Jörg immer noch sehr viel, fahren in Diskotheken, machen Ausflüge oder grillen zusammen. Aber es ist kein Muss mehr, sondern es ist zu einer Frage der Lust geworden. Für uns alle ist das ein Meilenstein in Richtung einer Freiheit, die keiner von uns für möglich gehalten hätte. Das Persönliche Budget hat unser Leben auf wundervolle Weise verändert. Schade, dass wir erst mit einer einstweiligen Verfügung bei Gericht unseren Landschaftsverband zur Zahlung des Persönlichen Budgets zwingen mussten. Der Rechtsstreit war sehr belastend. Aber am Ende siegte das Recht und bildete die Grundlage für ein glückliches Leben aller Beteiligten.«

•

Das Leben in einem Pflegeheim, wie es der Leistungsträger von Jörg befürwortete, hätte ihn aus allem herausgerissen, was ihm wichtig ist. Der Kampf um sein Persönliches Budget wurde mit harten Bandagen bis hin zur Prozessandrohung geführt. Jetzt ist sein Persönliches Budget durchgesetzt und ermöglicht es Jörg, so zu leben, wie er es für sich haben möchte. Auch für die Familie entstanden dadurch ganz neue Räume, die mit Lebensqualität gefüllt werden.

Die meisten Angehörigen von Menschen mit Behinderung müssen nach den vielen Jahren des Betreuens und Pflegens erst wieder lernen, dass es durch das Persönliche Budget auf einmal Zeit für sich selbst gibt. Ohne Rücksicht auf die eigenen Kräfte wird in Liebe gepflegt und betreut - rund um die Uhr. Tag für Tag, Woche für Woche, Monat für Monat, Jahr für Jahr. Sie alle tun es von Herzen gern.

Wie ausgelaugt viele von ihnen sind, merken sie selbst erst, wenn auf einmal dank des Persönlichen Budgets vertrauenswürdige - weil selbst ausgesuchte - Assistenzkräfte helfend und übernehmend zur Seite stehen. Oft vergehen Monate, bis die Angehörigen anfangen, ein Stück weit loszulassen und den Mut finden, sich wieder einem Hobby oder auch nur einem gemütlichen Stadtbummel zu öffnen.

Die Geschichten zweier Mütter stehen hier als Beispiel für viele. Um das Persönliche Budget mussten auch sie hart kämpfen, bekamen nichts geschenkt. Und so ist es auch kein Wunder, dass die zweite Geschichte mit einem ganz persönlichen Wunsch endet:»Wie jeder Mensch, so habe auch ich viele Wünsche in meinem Herzen, besonders für meine Kinder. Wenn es aber eine Sache gibt, die ich mir für mich wünsche, dann ist es die, dass ich einmal, ein einziges Mal, zu einem Amt oder der Krankenkasse komme, dort erkläre, warum ich etwas in welcher Form brauche und darauf die Antwort erhalte: Ok, so wird es gemacht!«

»MAN SIEHT NUR MIT DEM HERZEN GUT. DAS WESENTLICHE IST FÜR DAS AUGE UNSICHTBAR.«

(DER KLEINE PRINZ VON ANTOINE DE SAINT-EXUPÉRY)

»Ich bin wirklich glücklich, dass ich in Deutschland lebe. Hier gibt es viel Unterstützung für Familien mit Kindern, die eine Behinderung haben. Aber es wird leider noch nicht genug getan. Erkennbar wird das auch daran, wie schwierig es ist, ein Persönliches Budget durchzusetzen. Und das, obwohl es in unserem Fall einfach perfekt ist und sich damit ganz neue Möglichkeiten der Lebensgestaltung ergeben.«

Sabine Kolander lädt mit ihrer ruhigen Stimme förmlich zu einem gemeinsamen ´Spaziergang` durch ihr Leben ein. Das Schöne, das Traurige, das Schmerzhafte, das Kämpferische, einfach alles, was sie zu berichten hat, bewegt sich um den roten Faden ihres Lebens - die Liebe zu Tochter Julia. Jede Sekunde ihres Lebens in den vergangenen 20 Jahren ist eng mit ihr verwoben.

»Es war zu Anfang nur ein diffuses Gefühl, dass irgendetwas nicht stimmte. Doch da in den ersten drei Lebensmonaten von Julia alles normal verlief, schob ich dieses Gefühl immer beiseite. Dann traten die ersten epileptischen Krämpfe auf. Nicht nur immer stärker werdend, sondern auch ihre Häufigkeit nahm schnell zu. Starke Medikamente kamen zum Einsatz, die als Nebenwirkung immer dafür sorgten, dass Julia die Tage in ohnmachtsähnlichem Schlaf verbrachte. Es dauerte noch eine ganze Weile, bis klar war, dass Julia an einem atypischen Rett-Syndrom litt. Dabei handelt es sich um eine tiefgreifende Entwicklungsstörung, die durch eine Mutation am X-Chromosom hervorgerufen wird. Jedes 10.000ste Kind in Deutschland ist davon betroffen. Die Kinder entwickeln sich anfangs scheinbar normal. Dann, nach einem Entwicklungsstillstand, verlernen sie wieder vieles, besonders das Sprechen und den Gebrauch der Hand. Es folgen Störungen der Bewegungskoordination, Symptome des Autismus und manche haben auch eine geistige Behinderung.

Ich folgte jedem ärztlichen Ratschlag, wandte jede Therapieform an, die mir Fachleute empfahlen, um alles nur Mögliche für Julia zu tun. In den ersten zwei Jahren hatte ich mitunter das Gefühl, ich würde Julia zu Tode therapieren. Immer nur dienstags bekam ich für ein paar Stunden Hilfe. Es gab gute Tage und auch Tage, wo ich nicht mehr wusste, wie es weitergehen kann. Ich bin im christlichen Glauben erzogen worden und mein Glaube wurde durch das Leben mit Julia noch stärker. Ich bin überzeugt, dass Gott nur den Menschen ein behindertes Kind schenkt, die am Ende auch die Kraft dafür haben, es großzuziehen.

Die Kraft, die benötigt wird, berührt allerdings Grenzbereiche. Deshalb hatte ich auch immer im Hinterkopf die Frage: Was passiert, wenn ich umfalle?

Der Wunsch, dass Julia bestens versorgt und möglichst eigenständig ist, löste in mir den Wunsch nach einer Delfintherapie für meine Tochter aus. Das war die richtige Möglichkeit, um Julia aus ihrem autistischen Dasein und dem Dauerschlaf durch die Medikamente heraus ins Leben zu holen. Finanziell war das allerdings unmöglich für mich und meinen damaligen Ehemann. Deshalb entschied ich, dass ich das mit Kuchenbacken finanzieren würde. Mein Mann glaubte nicht daran. Ich schon! Ich setzte mich mit Zeitungen in Verbindung, die über meine Aktion und Julia berichteten. Jedes Wochenende backte ich und verkaufte den Kuchen im Garten mit der Hilfe von Freundinnen. Immer mehr Leute kamen und kauften. Manche bestellten sogar ihre Lieblingskuchen. Immer größere Kreise zog meine Aktion. Ein Mundartverein aus der Region sammelte sogar für uns 1263 Euro. Nach zwei Jahren und sechs Monaten hatten wir das Geld zusammen und flogen mit Julia nach Miami zur Delfintherapie. Es war eine unglaubliche Erfahrung, die ich später an gleicher Stelle, nachdem ich mich von meinem Mann getrennt hatte, mit einer deutschen Schwimmtherapeutin wiederholte. Wie nachhaltig diese Therapie war, zeigt auch, dass Julia noch heute die Lieder, die dabei gespielt wurden, über alles mag. Jede Therapie sorgte auf ihre Weise für Erfolge. Heute kann Julia an der Hand gehen und krabbeln. Viele hätten das damals für unmöglich gehalten.

Die Dauererschöpfung der ersten Jahre und diese fantastischen Erfolge, die durch die Großherzigkeit vieler Mitmenschen zustande gekommen waren, sorgten dafür, dass ich das Wort Muss aus meinem Sprachschatz strich. Ich muss dieses oder jenes machen, hatte ich früher immer gesagt. Jetzt sage ich nur noch: Ich werde dieses oder jenes machen.

Damit Julia am normalen Leben teilhaben konnte, besuchte sie einen integrativen Kindergarten und auch eine Schule mit Assistenz. Ich selbst bin Kindergärtnerin und das mit Leib und Seele. Da Julia stark schwankende Tagesformen besaß, musste ich sie auch immer mal wieder mit in meinen Kindergarten nehmen. Es war schön, mitzuerleben, wie die Kinder Julia dort annahmen. Wie sie in ihrer Natürlichkeit und ohne Berührungsängste halfen oder Julia Dinge reichten.

Weitere Meilensteine waren für mich die Kontakte zu Bethel, einer Stiftung, die sich für Menschen einsetzt, die auf Hilfe, Unterstützung oder Assistenz angewiesen sind und der Kontakt zur Eltern-Rett-Hilfe. Besonders dieser Verein wurde für mich zu einer erweiterten Familie. Hier wurde mir zum ersten Mal das Gefühl gegeben, dass ich während der Schwangerschaft und auch danach nichts mit Julia falsch gemacht hatte. Die Jahre mit Schuldgefühlen waren vorbei, weil ich keine Schuldgefühle zu haben brauchte. Julias Schicksal lag an einem Gendefekt.

Um Julia von den starken Medikamenten gegen die epileptischen Anfälle zu befreien, bekam sie einen Vagusnerv-Stimulator eingesetzt. Der Vagusnerv ist der zehnte von zwölf Hirnnerven. Das Stimulationsgerät wird ähnlich wie ein Herzschrittmacher implantiert. Ein Generator sendet regelmäßige Impulse an das Gehirn. Krämpfe können so verhindert oder zumindest deutlich gemildert werden.

2003 lernte ich schließlich Uwe, meinen jetzigen Lebensgefährten, während einer Kur kennen. Er brachte die Söhne Lucas und Vincent, die beide eine Stoffwechselerkrankung haben, mit in unser gemeinsames Leben. Mein Sohn Frank, 26, ist jetzt schon selbst Vater einer süßen Tochter namens Marie-Sophie. Auch sie geht mit ihren 1,5 Jahren so wundervoll natürlich mit Julia um. Es ist einfach wunderschön, dass das Gefühl, Oma zu sein, ein Teil meines Lebens geworden ist. Dass ich dieses Gefühl zwischendurch genießen kann, habe ich dem Persönlichen Budget zu verdanken. Genau wie Spaziergänge mit meinem Lebensgefährten. Für Außenstehende mag es unglaublich klingen, aber 2017 sind wir das erste Mal seit 14 Jahren alleine ein paar Stunden wandern gegangen. Vor der Zeit des Persönlichen Budgets wäre so etwas undenkbar gewesen. 14 Jahre lang waren wir nur auf Wegen und Straßen unterwegs gewesen, die auch für Julias Rollstuhl geeignet waren. Wer einmal einen Tag mit einem Rollstuhl unterwegs war, der weiß, wie wenig barrierefrei Deutschland ist. Ich kann es nicht in Worte fassen, wie mein Lebensgefährte und ich uns gefühlt haben, als wir über Stock und Stein marschierten und dabei die Erfahrung machten, dass man sich die Sorgen für ein paar Stunden auch wegwandern kann.

Zu den Sorgen gehört aber nicht nur das Sorgen um Julia, sondern vor allem die vielen Auseinandersetzungen mit Ämtern, Trägern und Krankenkassen. Zwei ganze Jahre dauerte es zum Beispiel, bis das Persönliche Budget endlich genehmigt war. Aber es hat sich gelohnt. Es ist das größte Wunder für Julias Leben. Das größte Geschenk, das ihr gemacht werden konnte. Sie hat über das Persönliche Budget Freizeitassistentinnen. Sie sind so etwas wie Freundinnen für Julia. Sie sind damit etwas, was ich für Julia nie sein konnte. Ich musste für Julia immer stark sein, immer für sie kämpfen. Von den Ämtern und anderen Sachbearbeitern wird man überwiegend im Stich gelassen. Selbst wenn diese sehen, dass man psychisch fast am Ende ist. Niemand kommt einem entgegen und hilft einfach. Man bleibt immer in der Position des Bittstellers, obwohl Ämter doch dazu da sind, um zu helfen.

Es ist für uns alle einfach ein neues Leben. Plötzlich sagt da jemand: `Ich fahre mit Julia in den Zoo.´ Und auf einmal ist Zeit zum Wandern da, ist Zeit da, meine Enkeltochter zu sehen. Natürlich helfen die Assistentinnen Julia auch mal beim Duschen oder reichen ihr das Essen, aber es ist für mich als Mutter einfach herrlich zu erleben, wenn sie mit Julia Ausflüge wie mit einer Freundin unternehmen. Ich hätte nicht gedacht, dass ich das einmal hätte erleben dürfen.

Wir haben viele Kämpfe für Julia ausgefochten. Sehr viele! Auch wegen eines Anbaus. Irgendwann war Julia einfach zu groß und schwer geworden. Ich schaffte es einfach nicht mehr, sie ständig die Treppen hoch und runter zu tragen. Neun Monate dauerte es, bis wir endlich einen Kredit für einen kleinen Anbau bekamen, damit Julia im Erdgeschoss leben kann. Neun Monate, obwohl wir 80 Prozent Eigenkapital dafür besaßen.

Doch ich habe in meinem Leben gelernt, dass Wege dazu da sind, gegangen zu werden. Und ist ein Weg nicht begehbar, dann wird einfach ein anderer beschritten. Schön ist es dann, wenn man auf diesen Wegen Unterstützung findet. Von Menschen, die Kuchen für einen guten Zweck kaufen, von Menschen, die zu Spenden aufrufen und von Menschen, die einem bei der Durchsetzung des eigenen Persönlichen Budgets helfen. Dafür und für vieles mehr empfinde ich tiefe Dankbarkeit.«

●

»ICH SAGE IMMER, MIT SCHOKOLADE KLAPPT ALLES«

»Sarah ist ein freundliches und liebes Mädchen, das unendlich gerne lächelt und lacht. Sie lächelt uns sogar an, wenn es ihr überhaupt nicht gutgeht. Bleibt ihr Lächeln ganz aus, sind wir kurze Zeit später auf dem Weg in die Klinik, weil wir dann ganz genau wissen, dass es Sarah unglaublich schlechtgehen muss.«

Neun Jahre ist Sarah nun alt. Eine Lebenserwartung von drei Monaten hatten ihr die Ärzte eingeräumt, als sie mit einem schweren Gendefekt das Licht der Welt erblickte. Sarahs Kopf war doppelt so groß, wie er sein sollte. Eine schwere Epilepsie und Krämpfe bestimmen ihr Leben. Nachts sind im Bedarfsfall sogar Sauerstoffgaben nötig. Weil ihr Lächeln aber auch immer ein Lächeln bei ihren Eltern und den Geschwistern Jill und Nils herbeizaubert, wird Sarah von allen als Geschenk erlebt.

Wenn die Familie nicht mit ihr im Rollstuhl unterwegs ist, liegt Sarah am liebsten auf dem Boden. Menschen, die sie gut kennt, schenkt sie beim Sehen sofort ihr Lächeln. Kommen Fremde in ihre Nähe, reagiert sie ängstlich.

Sarah wird von ihrer Familie geliebt. Und niemand kennt sie deshalb so gut wie Eltern und Geschwister. Mutter Anisa Boukhou-Müller spürt und weiß einfach immer ganz genau, was Sarah braucht und was das Beste für sie ist. Deshalb ist sie auch während der Arbeitszeit über ihr Mobiltelefon für Sarahs Assistenten mit der Einwilligung ihres Arbeitgebers jederzeit erreichbar.

»Über 30 Monate hat Sarah bereits ihr Persönliches Budget und ich kann sagen, dass es eine bombastische Sache für unser Leben und unseren Alltag ist. Natürlich gibt es hin und wieder terminliche Probleme, wenn das examinierte Personal krank ist, aber es ist und bleibt das beste Lebensmodell, das wir uns wünschen können. Ich bin ein Beispiel dafür, dass der Mensch mit seinen Aufgaben wächst. War ich als junge Frau die perfekte Arbeitnehmerin, die unbezahlte Überstunden machte, so bin ich heute in Sarahs Sinn bei ihren Assistenzkräften eine Arbeitgeberin, die auch klare Ansagen macht. Da kommt man nicht drum herum, auch wenn man zu Anfang das Gefühl hat, dass das eigentlich nicht den eigenen Wesenszügen entspricht. Im Notfall hilft ein Griff zur Schokolade, dann klappt alles, wie ich immer sage.

Vor dem Persönlichen Budget hatte Sarah einen Pflegedienst. Die Arbeit war strikt geregelt. Alles hatte seine klare Struktur. Es gab keinen Grund zur Klage. Aber der Dienst nach Vorschrift reichte uns nie wirklich. Wir brauchten Menschen an unserer Seite, die eben auch einmal einen Handgriff mehr machen, als abgerechnet werden darf. Wenn Sarah zwei Wochen sehr krank ist, dann brauchen wir Menschen, die man bitten kann, mit Sarah eine kleine Runde spazieren zu gehen oder sich mit ihr zehn Minuten an die frische Luft auf die Terrasse zu setzen, um sie dort medizinisch zu versorgen, statt immer nur im Bett. Mit einem Pflegedienst ist das nicht zu machen. Es ist aber etwas, dass Sarah ganz dringend braucht.

Der Wechsel zum Persönlichen Budget war dementsprechend folgerichtig. Und wir haben ihn nie bereut. Höchst bedauerlich ist nur - und da hilft meist auch kein Stück Schokolade mehr - der ganze Ärger mit der Krankenkasse und den Ämtern. Jeden Morgen sage ich mir, dass ich jetzt aufstehe und den Tag meistere. Egal, was ich auch wieder in der Post vorfinden werde. Und da kommt immer genug an, gegen das ich wieder Einspruch erheben muss. Ich mache es schriftlich für die Unterlagen, danach gehe ich aber zu den Ämtern und der Krankenkasse, setze mich vor die Leute und beginne zu reden. Es ist nicht schön, aber es ist halt so, man muss als Eltern eines Kindes wie Sarah lernen zu kämpfen.

Geht es Sarah schlecht und sie muss ins Krankenhaus, besteht die Krankenkasse zum Beispiel auf eine Behandlung auf der Intensivstation. Da Sarah aber auf Fremde ängstlich reagiert, möchten wir, dass Sarah auf eine normale Station kommt und eine ihrer examinierten Assistenzkräfte zur Betreuung mitbringen kann. Die Krankenkasse lehnt das ab. Also bleibe ich mit im Krankenhaus. Ich habe aber noch zwei weitere Kinder und einen Job. Endlos könnte ich Probleme wie diese auflisten.

Die meisten Konflikte mit Ämtern und Krankenkasse entstehen, weil die Sachbearbeiter einfach nur nach Aktenlage entscheiden. Ich bemühe mich deshalb immer darum, dass die Entscheider einfach mal zu uns kommen und Sarah kennenlernen, damit sie sehen, was Sarah alles braucht. Akten können darüber keine Auskunft geben und Sarah nicht als Menschen aufzeigen.

Vielleicht hilft dieses Bild dazu: Aus eigenen Mitteln und mit Hilfe von Spendengeldern reisen wir mit Sarah auch in entfernte Länder, damit sie dort eine Delfintherapie machen kann. Es ist so schön zu sehen, wie sie auf die Tiere und deren Trainer reagiert. Sarah beobachtete dabei, wie die Trainer mit der Hand auf das Wasser schlagen, um die Delfine zu rufen. Zu Hause bei uns in der Badewanne begann Sarah dann mit ihrer Hand auch auf das Wasser zu schlagen. Dabei drehte sie den Kopf so, als ob sie nachsehen würde, ob ein Delfin kommt. Für Außenstehende mag das nur eine Kleinigkeit sein, für uns ist es aber etwas ganz Großes. Mit einem Pflegedienst könnte so etwas nicht auf die Beine gestellt werden, aber mit der Hilfe eigener Assistenten durch das Persönliche Budget funktioniert das.

Wie jeder Mensch, so habe auch ich viele Wünsche in meinem Herzen, besonders für meine Kinder. Wenn es aber eine Sache gibt, die ich mir für mich wünsche, dann ist es die, dass ich einmal, ein einziges Mal, zu einem Amt oder der Krankenkasse komme, dort erkläre, warum ich etwas in welcher Form brauche und darauf die Antwort erhalte: Ok, Frau Boukhou-Müller, so wird es gemacht!«

●

So offen einige Leistungsträger gegenüber dem Persönlichen Budget mittlerweile sind, so hartnäckig ablehnend sind manch andere dafür. Deren Arbeitsabläufe sind so in der Fürsorge verhaftet, dass man sich mitunter nicht des Eindrucks erwehren kann, dass das Persönliche Budget wie ein Störenfried, wie ein Feind den gewohnten Arbeitsabläufen gegenübersteht. Zum Leidwesen der Betroffenen und deren Angehörigen sind hier auch Prozesse nötig, um das Recht auf das eigene Persönliche Budget durchzusetzen. Wie der Fall der Familie Backe zeigt, sind die Flut von Widersprüchen, stundenlangen Mediationsverfahren und stereotypen Prozessen eine nervenaufreibende Prozedur. Dabei brauchen Familien, die ein Schicksal zu bewältigen haben, vor allem eins: Ruhe, um sich in Liebe betreuend und pflegend kümmern zu können.

WENN PROZESSE DAS VIELE GUTE ÜBERDECKEN

Der Ausbildungsvertrag war unterschrieben. Natürlich sollte auch der jüngste der drei Söhne gebührend für seinen Erfolg gefeiert werden. Alice Backe und ihr Mann Michael strahlten sich an, bis ein stechender Kopfschmerz die Feierstimmung abrupt beendete. »Mir ist schwindelig! Mein Kopf tut so weh!« Michael Backe stützte seine Frau auf dem Weg zum Bett. Etwas Ruhe würde ihr sicher helfen. Als sie lag, überfiel ein heftiges Zittern den Körper von Alice Backe. Sofort verständigte Michael Backe den Rettungsdienst, der nur zwei Minuten entfernt stationiert war. Das Zittern hörte nicht auf. »Halt mich, halt mich«, waren die letzten Worte, die Alice Backe sagte, bevor Ihr Atem stillstand.

Ein erweitertes Blutgefäß, ein Aneurysma, in Alice Backes Kopf war geplatzt und hatte einen extremen Schlaganfall ausgelöst. Mit dieser stummen Zeitbombe hatte die damals 53-Jährige wohl schon seit vielen Jahren gelebt. Sie zu entdecken, ist unmöglich.

Dem Rettungsdienst gelang eine Wiederbelebung. In der Klinik stellten die Ärzte fest, dass Alice Backe ihre Körpertemperatur nicht mehr halten konnte. Die Situation war mehr als kritisch, auch während vieler Operationen.

Der älteste Sohn übernahm in dieser Zeit die Recherchearbeit und stellte so auch den Kontakt zu einem Wachkomaverein her. Eine gute Wahl, wie sich schnell zeigte.

»Über diesen Verein und seine stationären Behandlungsmöglichkeiten wurde nach der Intensivstation auch die erste Pflege meiner Frau durchgeführt. Mit wundervollen Fortschritten: Alice konnte Ja und Nein mit den Augen kommunizieren. Es war eine Zeit, die uns allen neuen Mut gab. Als neun Monate später meine Frau wieder zu Hause war, hatte ich Informationen über einen Vortrag von proroba zum Thema Persönliches Budget bekommen. Ich ließ den ´Familienrat` mit meinen drei Söhnen tagen. Wir entschieden einstimmig: Auch Alice sollte ein

Persönliches Budget haben. Meine Frau war zu diesem Zeitpunkt 14 Monate nicht mehr zu Hause gewesen. Gefühle der Unsicherheit waren deshalb bei allen vorhanden.

Wir waren natürlich davon ausgegangen, dass in einem solchen medizinischen Fall ein Persönliches Budget überhaupt gar kein Problem sein würde. Doch die Bewilligung zog sich hin. Ging es einen Schritt voran, dann schaffte es die Krankenkasse innerhalb kürzester Zeit, wieder einen Schritt zurück einzulegen. Da die Pflege meiner Frau jeden Tag funktionieren musste, aber die finanzielle Unsicherheit groß war, arbeitete ich zunächst nur mit sehr wenig Personal. Alles drohte zu scheitern, nur weil sich die Krankenkasse nicht bewegte.

Glücklicherweise erfuhr ein Journalist davon, der darüber in einem Berliner Radiosender berichtete. Es war ja auch ein Skandalthema, weil alle gesetzlichen Voraussetzungen für das Persönliche Budget für Alice gegeben waren. Niemand konnte die Blockadehaltung der Krankenkasse verstehen.

Auf diese Weise kam ich auch mit proroba zusammen. Ohne deren Budgetassistenz wäre es wohl nie zum Persönlichen Budget für meine Frau gekommen. Die Presseberichte und die fachkundige Unterstützung von proroba machten es der Krankenkasse schließlich unmöglich, einfach weiter auf Blockade zu setzen. Wie viel Widerwille dort dennoch vorhanden ist, belegen auch drei Klagen, die dem Sozialgericht in Berlin vorliegen. Gutachten folgten in diesen Zusammenhängen Gegengutachten. Meine Frau hatte die Pflegestufe 3 mit H für Härtefall. Die Krankenkasse wollte Pflegestufe 2. Nach langem Streit hat meine Frau nun Pflegestufe 3 ohne das H.

Teilweise warten wir nun schon seit sechs Jahren, damit einige der Streitpunkte überhaupt einmal verhandelt werden. Da fragt man sich manchmal wirklich, wo man hier lebt.

Wie aus dem Nichts kürzt die Krankenkasse zum Beispiel zum Jahreswechsel das Persönliche Budget einfach um die Hälfte. Und schon wieder muss ich eine einstweilige Verfügung dagegen einlegen. Ein letztes Bild zur Situation mit der Krankenkasse: Der Geschäftsführer der proroba, Herr Monréal, kam extra für ein Gespräch mit Vertretern der Krankenkasse nach Berlin gereist. Es wurde eine Einigung gefunden, die dann am nächsten Tag von einer Führungskraft der Krankenkasse in Wuppertal wieder abgelehnt wurde. Schier endlos könnte ich mich an dieser Stelle darüber auslassen.

Es würde aber nur das viele Schöne überdecken, das eigentlich im Vordergrund stehen sollte. Die Pflege meiner Frau funktioniert. Es ist einfach faszinierend, was zu Hause alles möglich ist. Ihre Ärzte bestätigen, dass meine Frau als Wachkomapatientin auf einem guten Niveau ist. Und sie ist dabei umgeben von Menschen, die sie lieben. Unsere Entscheidung war richtig. Der gesetzliche Anspruch besteht. Unser Leben ist schon schwer genug. Also hört doch einfach auf, unsere Rechtsansprüche infrage zu stellen.«

•

Auf Ihren Antrag auf Leistungen im Rahmen des Persönlichen Budgets ergeht auf Grundlage des § 29 SGB XI nachfolgender Gesamtbescheid über Leistungen der Teilhabe am Arbeitsleben, der Teilhabe am Leben in der Gemeinschaft und aufstockende Leistungen zur häuslichen Pflege.

Budgetnehmer und deren Angehörige lesen Bewilligungsbescheide in der Regel vor Glück mehrfach. Die ganzen Mühen und das Warten haben sich gelohnt. Die Grundlage für das eigene selbstbestimmte und eigenverantwortliche Leben ist schwarz auf weiß belegt. Was zuvor noch ein Traum war, ist nun echte Perspektive.

Ein nicht zu unterschätzender Aspekt, besonders für Menschen, die wegen einer schleichenden Krankheit ein Leben mit Behinderung führen. Über Monate und Jahre ging ihr Leben nur in eine Richtung: in die falsche! Und das ohne Hoffnung auf eine zweite Chance! Das Leben der Betroffenen ist von Rückzug geprägt. Im Gegenzug versuchen Erinnerungen an das Schöne aus der Vergangenheit immer stärker Herz und Seele im Gleichgewicht zu halten.

Werden diese Menschen vom Persönlichen Budget aufgefangen, dann hat sich wenigstens einer ihrer vielen Wünsche erfüllt: weiterhin in den eigenen vier Wänden zu leben.

»Ein solches Buch hätte ich mir damals gewünscht«

Ihre Stimme fängt ein. Schon nach den ersten Worten wissen ihre Gesprächspartner, dass sie es mit einem Menschen zu tun haben, der gerne in sich mit der nötigen Kraft ruht. Dementsprechend geradlinig und sortiert bemüht sich Katja K. auch darum, Probleme anzugehen, die sie in schwere emotionale Bedrängnis bringen. So war es auch, als sie die Diagnose Multiple Sklerose erhielt.

»Wenn ich Angst habe, dann muss ich mich informieren. Das ist ganz typisch für mich. Und dementsprechend habe ich mich auch so verhalten, als ich mit 30 Jahren MS in einer aggressiven Form bekam. Mit 32 Jahren war ich bereits arbeitsunfähig und musste mich an ein Leben im Rollstuhl gewöhnen. Das hat mir alles sehr viel Angst gemacht. Die Vorstellung, mit einer nahezu normalen Lebenserwartung so früh in ein Pflegeheim abgeschoben zu werden und dort 30 Jahre oder länger zu verbringen, war und ist für mich alptraumhaft. Ich recherchierte im Internet und informierte mich bei Ämtern, welche Möglichkeiten mir zur Verfügung standen. Es waren nur spärliche Informationen, die ich in den Weiten des Internets fand und meine Ansprechpartner in öffentlichen Einrichtungen hatten entweder keine Informationen oder kein Interesse daran, sie mir zur Verfügung zu stellen.

Rückwirkend kommt es mir so vor, als wäre ich dann Teil von zwei Wundern geworden. Das eine war, dass zu dieser Zeit die Erprobungsphase des Persönlichen Budgets erfolgreich verlaufen war. Endlich gab es eine Alternative zur herkömmlichen Fürsorge, in die ich nicht wollte. Für ein Leben im Pflegeheim bin ich einfach noch zu jung und zu lebendig.

Das Persönliche Budget faszinierte mich sofort. Doch es war schwer an gute Informationen zu kommen. Viele, die darüber eigentlich Bescheid wissen sollten, verfügten offenbar selbst nicht über die nötige

Sachkenntnis. Deshalb beteilige ich mich auch sehr gerne mit einem Kapitel an diesem Buch. Es gibt Einblicke in das Leben der Betroffenen und enthält umfangreiche Informationen zum Thema Persönliches Budget.

Ich bin begeistert vom Persönlichen Budget und bin immer wieder erstaunt, wie wenig noch heute selbst Menschen mit Behinderung über dieses Thema wissen. Zu viele wissen noch nicht einmal von seiner Existenz.

Und diejenigen, die etwas informiert sind, haben oft großen Respekt vor dem Persönlichen Budget. Die Verantwortung als Arbeitgeber, das Verhandeln mit Trägern, das Abschließen einer Zielvereinbarung, all das und noch viel mehr löst bei vielen Menschen großen Respekt aus - genau wie bei mir. Ich war so glücklich über die Existenz des Persönlichen Budgets und hatte trotzdem Angst davor. Wie sollte ich das schaffen? Wie sollte ich mit meiner Unwissenheit verhindern, dass ich über den Tisch gezogen werde? Ich traute es mir, ehrlich gesagt, kaum zu.

Als zweites Wunder empfinde ich deshalb, dass ich über das Internet auf die Budgetassistenz proroba stieß. Niemand kann sich vorstellen, welche Erleichterung es für mich war, dass es Menschen gibt, die mir mit ihrem Wissen und ihrer Erfahrung so zur Seite standen und stehen, dass das Persönliche Budget für mich zur Realität werden konnte.

Ich lebe dadurch immer noch in meiner Wohnung, obwohl ich meine Arme und Hände nicht gut benutzen kann. Zwar schaffe ich es immer noch, meinen Computer mit einem Touchpad zu bedienen, aber vieles gelingt mir eben nicht mehr. Bei der Grundpflege hilft mir auf eigenen Wunsch weiterhin ein Pflegedienst, so dass mein Hauptaugenmerk im Bereich der Haushalthilfe liegt. Jeden zweiten Tag wird für mich mit frischen Lebensmitteln, die ich gut vertragen kann, gekocht. Darüber hinaus steht mir die Assistenz auch bei den vielen kleinen und für andere selbstverständlichen Handgriffen zur Verfügung. Auf eine Freizeitassistenz verzichte ich zurzeit noch. Mir reicht es, wenn meine Eltern mich einmal wöchentlich vor die Tür begleiten. Wenn es den beiden dann irgendwann einmal körperlich zu viel werden sollte, dann ermöglicht mir das Persönliche Budget auch in diesem Punkt eine Assistenz. Aber das hat noch Zeit. Die Hauptsache ist, dass ich in der Wohnung lebe, in der ich glücklich bin. Die Angst vor dem Pflegeheim ist so in weite Ferne gerückt.«

●

Mit dem Bescheid über die Bewilligung des eigenen Persönlichen Budgets beginnt auch etwas sehr Spannendes für den Budgetnehmer: die Personalsuche. Sie ist ein äußerst deutlicher Schritt raus aus der Fürsorge hin zu einem selbstbestimmten Leben. An die Stelle der Vorschriften und der Bevormundung tritt die Verantwortung. Der Budgetnehmer fungiert nämlich als Arbeitgeber und kann sich somit nach seinen Bedarfen und Sympathien sein eigenes Team zusammenstellen.

Bei einem Pflegedienst kann er das nicht. Dort werden ihm Betreuer und Pfleger zu bestimmten Uhrzeiten mit den unterschiedlichsten Aufgabenstellungen zugeteilt. Nun kann er selbst entscheiden, wer in welcher Form welche Aufgabe übernimmt. Er bestimmt die Uhrzeit für sein Frühstück genauso, wie er bestimmt, wer eine so intime Aufgabe wie die Grundpflege übernimmt. Aus Abhängigkeit ist Selbstständigkeit geworden.

ÜBER SCHMERZEN, DAS VERLORENSEIN UND GUTE HELFER

Wenn die Feuerwehr bemüht wird, eine kranke Frau mitsamt ihres Bettes über den Balkon zu hieven, damit sie ins Krankenhaus gebracht werden kann, weil sie nicht sitzen kann, muss es ihr körperlich sehr schlecht gehen. Wenn in ihrer Kindheit irgendwelche Leute auf offener Straße ihr hinterherriefen, dass man Menschen wie sie früher vergast hätte, muss es ihrer Seele sehr schlecht gegangen sein.

Heilt Zeit tatsächlich alle Wunden?

Die Erfahrung, dass die Zeit wie im Flug vergehen kann, kennen wohl die meisten. Doch wie ist es bei einem Menschen, der sieben Jahre in seinem Zimmer ans Bett gefesselt war? Alles nur, weil dieser zehn Wochen zu früh das Licht der Welt erblickte und einige Sekunden keinen Sauerstoff bekam. Die Folge war eine Tetraspastik. Zeit kann gnadenlos sein. War sie gnadenlos, wie bei Petra Hoffarth, dann sind Familienmitglieder und gute Freunde umso wichtiger. Sie können helfen, manches erträglicher zu machen.

Petra Hoffarth hatte das Glück, dass ihre Mutter Krankenschwester war. Wie eine Löwin kämpfte sie darum, dass ihre Tochter im Kindergarten und in der Schule integriert wurde. Kämpfte um jede Therapie, damit ihre Petra möglichst viel am Leben teilhaben konnte.

Bis auf die Zeit auf dem Gymnasium verlief auch vieles ganz schön. Dort gelang die Integration gar nicht. So wurde sie sogar als unentschuldigt fehlend eingetragen, selbst wenn sie in ihrem Rollstuhl irgendwo im Schulgebäude vergessen worden war und allein nicht mehr weiterkam.

In der Berufsausbildung lief es wieder besser. Dafür aber wurde die Spastik stärker und stärker, die durch die Krämpfe verbundenen

Schmerzen immer unerträglicher. Dutzende Operationen folgten. Mal, um die Finger aus der Dauerverkrampfung der Faustbildung zu lösen, mal um eine Schmerzpumpe zu setzen, weil die orale Einnahme von Schmerzmitteln keine Wirkung mehr zeigte. Eine Odyssee von Bettlägerigkeit, Krankenhausaufenthalten, Pflegeheimen und psychiatrischen Aufenthalten wegen seelischer Zusammenbrüche begann. War es der große Pflegeaufwand, der dazu führte, dass viele Beteiligte sie gerne irgendwo in einem Heim untergebracht sehen wollten? Petra Hoffarth wollte dort aber auf keinen Fall hin, weil sie nicht glaubte, dass sie dort ihren Krebs besiegen würde.

Ihre Mutter kämpfte auch deshalb wieder wie eine Löwin, um ihrer Tochter das alles zu ersparen. Petra Hoffarth sollte dort wohnen können, wo sie es wollte: in ihrer eigenen Wohnung.

Über Petra Hoffarth ließe sich eines der traurigsten Bücher der Welt schreiben. Der darin vorkommende Schmerz und das Verlorensein wären jedoch zu bedrückend. Schon diese wenigen Sätze berühren zutiefst und wurden beim Schreiben von meinen Tränen begleitet.

Für mich ist es gut zu wissen, dass Petra Hoffarth dank des Persönlichen Budgets ihr eigenes Assistenzteam einstellen konnte und in ihrer eigenen Wohnung lebt. Und es bringt mich bei schönem Wetter zum Lächeln, wenn ich daran denke, dass sie in Begleitung mit einem ihrer Assistenten in ihrem elektrischen Rollstuhl am Ufer der Sieg entlangfährt und die Möglichkeit dazu hat, eine ganz neue Erfahrung zu machen: dass schöne Zeit wie im Flug vergehen kann.

●

In meinem Vorwort hob ich hervor, dass mich Menschen, die das Leben vor besondere Herausforderungen gestellt hat, schon immer fasziniert haben, weil wir alle von diesen Lebens- und Überlebenskünstlern lernen können. Von Frau Hoffarth können wir lernen, dass man bei allen Widrigkeiten ein netter und höflicher Mensch bleiben kann, mit dem man sich gerne unterhält.

Das Persönliche Budget ermöglicht ihr nun ein menschenwürdiges Leben. Sie dankt es ihren Mitmenschen mit ihrem freundlichen Wesen.

Frau Hoffarth ist darüber hinaus auch ein Beispiel dafür, dass man trotz schwerster Behinderung und großer gesundheitlicher Probleme keine Angst vor der Verantwortung als Arbeitgeber haben muss. Im Gegenteil: Sich gezielt aus allen Bewerbern ein Team zusammenzustellen, bedeutet vor allem, dass man selbst Weichen für ein menschenwürdiges Leben stellen kann. In den beiden folgenden Kapiteln lernen Sie zwei Menschen kennen, die sehr lange warten mussten, bis die Weichen endlich in Richtung Selbstbestimmung und menschenwürdiges Leben zeigten.

»MEIN HIMMEL AUF ERDEN«

Er funkelt gerne in seinen Augen - der Schalk. Blitzt er auf, dann entsteht bei seinem Gegenüber eine Ahnung davon, wie Herbert Peter sein Schicksal schon als Kind meisterte. Einfach hatte er es nicht. Eines von sechs Kindern war er und das einzige, das nicht laufen und nicht richtig sprechen konnte. Zu seinen schönsten Kindheitserinnerungen gehören die Zeiten im Schrebergarten. Hier konnte er über das Gras robben, graben und spielen. Zu seinen prägendsten Erinnerungen gehören aber, wie ihn seine Mutter oder sein Vater immer das Treppenhaus hoch- und runtertrugen. Vergeblich bemühten sie sich um eine behindertengerechte Wohnung.

»Da ich eines von sechs Kindern war, konnten meine Eltern mir nicht immer die Aufmerksamkeit schenken, die ich oft gebraucht hätte. Das hatte aber auch seine Vorteile, weil ich auf diese Weise selbständig wurde.«

Herbert Peter zu verstehen, ist nicht immer einfach. Konzentriertes Zuhören und Mitdenken ist bei seinen Gesprächspartnern gefragt. Seine Gedanken sind klar, strukturiert und sympathisch, oft mit einer Prise Humor gewürzt. Er transportiert offen und zuvorkommend seine Gedanken und Gefühle. Nur seine Aussprache sorgt dafür, dass im intensiven Gespräch zwischendurch nachgefragt werden muss, damit es zu keinem Missverstehen kommt. Deshalb hat Herbert Peter auch den Pädagogen Lars Bergenthal und seine Assistentin Mounira Zumpe während des Gesprächs an seiner Seite. Sie springen immer dann ein, wenn ich nicht alles verstehe. Dem lebhaften Gespräch voller Erinnerungen und Emotionen tut das aber keinen Abbruch.

Der Kontakt zu Lars Bergenthal besteht schon seit einer kleinen Ewigkeit. Drei Stunden treffen sich die beiden in der Woche, um alles Wichtige zu besprechen und zu organisieren. Ihn beauftragte Herbert Peter auch damit, sich über das Persönliche Budget zu informieren, nachdem er davon im Fernsehen erfahren hatte. Ein eingespieltes Team, das auf Vertrauen aufgebaut ist. Ein wichtiger Anker für Herbert Peter.

»Als Kind war ich mit meinem Rollstuhl viel draußen. Ich hatte zwar einen schlechten Orientierungssinn, aber ich wusste, dass sich irgendwann mein Vater auf den Weg macht und mich immer in unserem Viertel in Essen finden würde. Doch leider wurden auch meine Eltern älter und ich immer größer und schwerer. Es wurde mehr und mehr zur Mühsal für sie, mich die Treppe hoch- und runterzutragen. Als dann mein Vater an Magenkrebs erkrankte, wollte er unbedingt, dass ich versorgt bin, wenn er einmal nicht mehr ist. Die Schmerzen, die er ständig hatte, machten ihn sehr unleidlich. So sehr, dass selbst meine Schwester das Weite suchte, obwohl sie extra zu unserer Pflege wieder bei uns eingezogen war. Das war alles Mitte der 1970er Jahre. Einer der Anrufe meines Vaters brachte tatsächlich eine Grundlage für mich. Ich kam zum Integrationsmodell e. V., einem Verein für ambulant betreutes Wohnen und zog in eine Wohnung, die fast ebenerdig liegt und in der ich heute noch wohne. Hier lernte ich dann auch Lars Bergenthal kennen. Da ich einigermaßen selbständig war und noch vieles alleine machen konnte, hatte ich nur drei Stunden täglich Unterstützung für die Körperpflege und den Haushalt durch die Assistenzkräfte des Integrationsmodells. Die restliche Zeit war ich allein. Ich traute mich auch nicht viel raus, weil es ja meinen Vater nicht mehr gab, der mich immer überall gefunden hatte. Und weil es vielen Menschen schwerfällt, mich zu verstehen, konnte ich auch nicht nach dem Weg fragen oder um Hilfe bitten. So war ich zwar versorgt, aber sehr, sehr viel allein. Drei Stunden pro Woche kam Lars zu mir. Zwischendurch war ich auch in einer Werkstatt für behinderte Menschen tätig. Aber das gefiel mir eher weniger als mehr. 20 Jahre lief es so. Alle waren sehr hilfsbereit und nett zu mir, aber ich war sehr, sehr viel allein. Jeder Hund kam mehr vor die Tür als ich. Ich weiß, dass das Integrationsmodell in Essen damals sehr fortschrittlich war und ich auch glücklich sein kann, dort Teilnehmer gewesen zu sein, aber es hat nie wirklich für mich ausgereicht. Als ich dann selbst immer älter und älter wurde, brauchte ich auch mehr und mehr Unterstützung. In ein Pflegeheim wollte ich niemals ziehen. Ich wollte immer in meiner eigenen Wohnung bleiben, die ich nur durch den Einsatz meines Vaters bekommen habe. Für Lars war es allerdings sehr schwer, an richtige Informationen über das Persönliche Budget zu kommen. Selbst Gespräche mit angeblichen Fachleuten brachten meist nichts Handfestes.

Zum Himmel auf Erden wurde dann proroba für mich. Sie organisieren, machen und verwalten alles so, dass ich in meiner Wohnung bleiben kann. Und nicht nur das, dank ihnen bin ich nicht mehr allein. Eine Vollzeitkraft und rund zehn Leute auf 450-Euro-Basis sind jetzt bei mir angestellt. Seit drei Jahren bin ich deshalb nicht mehr allein. Überall stapeln sich jetzt Bücher, weil ich mir so viel vorlesen lasse und einige meiner Mitarbeiter versuchen mir jetzt sogar auch das Lesen und Schreiben beizubringen. Ich liebe jeden einzelnen von meinen Mitarbeitern. Weil ich weiß, dass ich wegen ihnen und des Persönlichen Budgets nie wieder allein sein muss. Nie wieder. Das ist der Himmel auf Erden für mich.«

•

»ENTWICKLUNGSPOTENZIALE GIBT ES IMMER. DAS WISSEN WIR ELTERN OFT BESSER ALS ÄRZTE.«

Bei niemandem wird der Unterschied zwischen der Zeit vor und nach dem Persönlichen Budget schon an der Stimme so deutlich wie bei ihr. Martina G. spricht mit sehr viel Schwermut, wenn es um die ersten 27 Lebensjahre ihres Sohnes Stefan geht. Ausnahmen bilden hier nur ihre Berichte über die Kindergarten- und Schulzeit und wenn sie auf einen Professor zu sprechen kommt, der sich aus ihrer Sicht in den ersten 18 Jahren in medizinischer Hinsicht beeindruckend um Stefan kümmerte.

Diese kurzen Ausflüge auf Inseln in ihrem Leben, wo sie sich nicht alleingelassen fühlte und Stefan in guten Händen wusste, zaubern ein Lächeln in ihre Stimme. Berührt sie andere Themen, dann wirkt ihre Stimme schlagartig wie die eines Menschen, der erschöpft von der Last des Tages erzählt. Im Leben der Martina G. gab es viele solcher Tage.

»Stefan ist jetzt 28 Jahre alt und lebt wieder bei mir zu Hause. Alle hatten mir von diesem Schritt abgeraten. Aber ich habe es gegen alle Widerstände getan und es war die richtige Entscheidung - für Stefan und für mich. So wie es jetzt dank des Persönlichen Budgets ist, so ist es gut und vor allem richtig.

Als Stefan geboren wurde, schien zunächst erst alles völlig normal zu sein. Auch während der Schwangerschaft hatte es keine Auffälligkeiten gegeben. Dass etwas anders war als bei den anderen Müttern im Krankenhaus, wurde mir erst klar, als die anderen ihre Babys morgens zum Stillen gebracht bekamen und ich nicht. Erst da erfuhr ich, dass mein Stefan in eine Kinderklinik gebracht worden war. Er hatte in der Nacht epileptische Krämpfe gehabt. Ich hatte von solchen Krämpfen natürlich schon gehört, hatte aber nicht die geringste Ahnung, was es genau damit auf sich hatte.

Sofort ging es in die Kinderklinik, wo Stefan an zahlreiche Schläuche angeschlossen war. Das eigene Baby mit derartigen Krämpfen zu sehen, ist einfach furchtbar. Und bei all den schmerzhaften Bildern war da immer die Hoffnung, dass es sich schon bessern wird. In meinem Wunschdenken und meiner Überforderung hätte ich es damals niemals für möglich gehalten, dass Stefan niemals sitzen und laufen kann. In Stefans erstem Lebensjahr waren wir über sieben Monate in Krankenhäusern. In einer Uni-Klinik lernten wir einen Professor kennen, der 18 Jahre zu einer wirklichen Stütze für Stefan, meinen Mann und mich wurde. Er schaffte es, die Anzahl von Stefans Krampfanfällen deutlich zu senken - von 20 am Tag auf einen pro Woche.

Doch selbst er - wie viele andere Ärzte in den kommenden Jahren auch - konnte keine Diagnose erstellen. Mein Mann und ich wünschten uns natürlich zu erfahren, was der Grund für Stefans Zustand war. Es gab zwar den Verdacht, dass er vor, während oder auch nach der Geburt nicht genügend Sauerstoff bekommen hatte, doch niemand konnte genau sagen, was die Ursache war. Ausgeschlossen werden konnte eine erbliche Ursache. Mein Mann und ich waren aber so verunsichert, dass wir uns gegen ein weiteres Kind entschieden.

Zu tief saßen in uns die Verzweiflung, der Schmerz und auch die Ohnmacht. Unzählige Therapien nahmen wir in Angriff. Auch solche, an die wir selbst eigentlich nicht glaubten. Aber wir wollten nichts unversucht lassen und nutzten deshalb sogar ungewöhnliche und kostspielige Therapieformen. Nichts half. Wie auch die Diagnostik zu keiner Erkenntnis führte. In Absprache mit dem Professor entschieden wir uns nach sechs Jahren, das Thema Diagnostik völlig aus unserem Leben zu streichen. Die Suche nach dem Grund für Stefans Behinderung drohte, uns innerlich aufzufressen. Ein Jahr zuvor hatten wir mit der tatkräftigen Unterstützung vieler Freunde und nach langem Warten auf Fördergelder ein behindertengerechtes kleines Reich für Stefan und uns bauen können. 13 Monate lang hatte mein Mann viel Zeit und Arbeitskraft investiert. Wir brauchten einfach Ruhe. Dem Grund weiter hinterherzujagen, hätte uns völlig überfordert.

Lichtblicke waren zu dieser Zeit und viele Jahre danach auch Stefans Besuche im Kindergarten und in einer staatlichen Schule. Stefan war in seiner Klasse das einzige Rollstuhlkind. Für die Klasse, besonders für die hyperaktiven Kinder, war Stefan der Ruhepol. Viele sahen ihn als besten Freund an, auch wenn Stefan nicht mit ihnen reden konnte.

Das Gegenteil zu diesen Lichtblicken waren viel zu viele Auseinandersetzungen mit viel zu vielen behandelnden Ärzten. Für immer in meine Seele gebrannt hat sich da zum Beispiel ein Streit mit Krankenhausärzten. Ich hatte Stefan dort hingebracht, weil er das Essen verweigerte. Die Ärzte stellten mich als schlechte Mutter dar, weil sie der Meinung waren, dass Stefan das Essen verlernt hätte. Sie forderten mich auf, spazieren zu gehen, während sie Stefan mit Zwang ernähren wollten. Ich weigerte mich, weil ich den Standpunkt vertrat, dass Stefan deshalb nichts essen wollte, weil er Schmerzen hatte. Eine andere Klinik stellte schließlich eine schwere Entzündung bei Stefan fest. Eine Woche später aß Stefan wieder mit normalem Appetit.

Die Jahre vergingen und hinterließen Spuren in mir, die nicht folgenlos blieben. Als Stefan 14 Jahre alt war, löste eine der vielen Auseinandersetzungen mit Ärzten einen Nervenzusammenbruch bei mir aus. Die Panikattacken, die mich befielen, sorgten zum ersten Mal seit 14 Jahren dafür, dass ich mich zwei Tage nicht um Stefan kümmern konnte. Vier Jahre zuvor hatten wir wegen der sehr langen Wartezeiten sicherheitshalber einen Heimplatz für Stefan beantragt. Wir hatten dies nur vorsorglich gemacht, weil man ja nie weiß, was alles passieren kann. Man wird ja nicht jünger. Es war Schicksal, dass genau zu jener Zeit ein Platz in dem Heim frei wurde. Eine Woche bekamen wir Zeit, uns zu entscheiden. Sonst würde ein anderes Kind den Heimplatz bekommen. Ohne auf unser Herz zu hören, sagten wir zu, bestanden aber darauf, dass Stefan weiterhin die staatliche Schule besucht.

Mein Mann und ich glaubten, dass wir das Richtige getan hatten. Aber wir fühlten uns nicht so. Und mir ging es auch nicht besser. Die Jahre im Heim zehrten uns einfach nur auf eine andere Weise aus. Auch hier gab es viele Auseinandersetzungen. Woher kamen ständig die blauen

Flecken? Wie kann einem Kind wie Stefan ein Fußnagel verloren gehen? Wieso fällt mein Kind aus dem Bett auf den Hinterkopf? Wieso muss ich mich dann um einen Notarzt bemühen, nur weil außer einer Auszubildenden niemand da war? Wieso musste Stefan dreimal an den Tropf wegen Austrocknung? Wieso verschwand immer wieder das Taschengeld von Heimbewohnern? Wo war die Nachtwache, als ein Mitbewohner meines Sohnes ihm ein Kissen auf den Kopf legte und er fast daran erstickte? Fast erstickt wäre Stefan auch an einem Stück Brötchen, das ihm irgendjemand in den Mund gesteckt hatte. Stefan darf nur Nahrung in Breiform zu sich nehmen. Das gesamte Pflegepersonal war damals im Pausenraum gewesen und Stefans Röcheln wurde nur durch Zufall gehört. Wie kam es zur Verwüstung des Zimmers meines Sohnes? Zwar wurde im Laufe der Zeit das gesamte Personal ausgetauscht, aber wirklich gut wurde es für meinen Sohn dort nie. Insgesamt betrachtet waren es Jahre mit sehr vielen Fragen, auf die ich nur in den seltensten Fällen eine befriedigende oder überhaupt eine Antwort erhielt.

Die regelmäßigen Auseinandersetzungen mit der Heimleitung führten immerhin dazu, dass nach und nach das ganze Team ausgewechselt wurde. Die neuen Kräfte waren wirklich allesamt motiviert und hatten das Herz auf dem richtigen Fleck. Doch selbst die motiviertesten und nettesten Mitarbeiter können vor Ort keine Wunder vollbringen, wenn die Probleme von der Leitung ausgehen. Deshalb werde ich jeden dieser neuen Mitarbeiter immer in netter Erinnerung behalten.

In Kliniken war es teilweise auch ganz schlimm. Stefan verlor einmal rasant neun Kilogramm und wog damit nur noch 31 Kilogramm. Teure Sondennahrung sollte angeblich die Lösung sein. Mein Mann und ich glaubten aber nicht, dass Stefan nicht mehr essen könne, wie es die Ärzte sagten und holten ihn nach Hause. Vier Monate später war er wieder bei Kräften.

Mein Mann verlor sie hingegen. Acht Jahre zuvor hatte er sich eine Herzmuskelentzündung zugezogen. Es war phasenweise so kritisch, dass eine Herztransplantation im Gespräch war. Rückblickend denke ich heute, dass das geschwächte Herz meines Mannes brach, als er seinen völlig abgemagerten Sohn sah. Davon erholte er sich nie mehr. Ich war immer diejenige gewesen, die alle Gefühle rausgelassen hatte, während mein Mann stets alles runtergeschluckt hatte.

Als Stefan schließlich 22 Jahre alt war und mein Mann starb, brach für mich eine schwere Zeit an. Mein Mann war immer meine Stütze gewesen. Alles hatten wir gemeinsam entschieden. Nun stand ich plötzlich allein da.

Die vielen Jahre mit Stefan und die Jahre des Trauerns hatten aus mir nach und nach eine immer stärker werdende Frau entstehen lassen, die das Kämpfen erlernt hatte. Dank dieser Entwicklung öffnete ich mich immer mehr dem Thema Persönliches Budget. Jeder aus meinem Umfeld riet mir davon ab. Alle vertraten die Meinung, dass ich Stefan im Heim lassen sollte. Auch von Seiten der Ämter und der Krankenkasse gab es Widerstände. Entweder, weil man selbst keine Ahnung von der Materie hatte oder weil es einfacher war, alles beim Alten zu lassen.

Zwei Jahre ließ ich mich davon verwirren und hemmen. Dann war die Kämpferin in mir am Zug. Ich stellte der Heimleitung zwei ganz einfache Fragen: Wird sich hier jemals etwas ändern? Die Antwort fiel knapp und deutlich aus. Es war ein einfaches Nein. Die Antwort auf die zweite Frage schockierte mich dann zutiefst. Ich hatte oft bemängelt, dass die Nachtwache nur alle zwei Stunden nach dem Rechten sieht. Also fragte ich: Was passiert, wenn Stefan nachts erbricht und er zu ersticken droht? Die Antwort lautete: Dann ist es Schicksal! Nachdem sich der Schock über diese Antwort etwas verzogen hatte, zog ich ein Schreiben aus der Tasche und kündigte Stefans Heimplatz, auf den er ein Anrecht auf Lebenszeit hatte. Es war vollzogen. Ich hatte es getan.

Zwar gab es noch viel Zank wegen des Persönlichen Budgets mit der Krankenkasse, aber dank der Unterstützung von proroba wurde am Ende alles gut. Auch für meinen Sohn und mich. Examinierte Krankenschwestern und ein Betreuer kümmern sich neben mir um Stefan. Die Krankenschwestern sind sich sicher, dass Stefan morgens nur deshalb so intensiv um Trinken schreit, weil er wahrscheinlich im Heim ewig schreien musste, bis er endlich etwas zu trinken bekam. Langsam, ganz langsam wird es besser, weil Stefan merkt, dass sofort jemand für ihn da ist, wenn er es braucht. Und anders als es immer im Pflegeheim gesagt wurde, besitzt Stefan sehr wohl noch ein Entwicklungspotenzial. Wenn es nicht so wäre, dann könnte er jetzt mit 28 Jahren nicht Mama sagen.

Seit einem Jahr hat er nun sein eigenes Persönliches Budget. Es funktioniert einfach großartig. Nicht nur wegen seiner Entwicklung, sondern weil ich mich 28 Jahre immer nur um Stefan gesorgt hatte, ihn versorgen musste und für ihn gekämpft habe. Nun kann ich mich zum ersten Mal in meinem Leben um mich kümmern, ohne mir Sorgen um Stefan dabei zu machen. Schließlich weiß ich, dass jemand aus dem Team alles im Griff hat, dass es ihm gut geht. Diese Situation ist für mich selbst nach einem Jahr immer noch so fremd, dass ich immer noch nicht weiß, was ich mit dieser entspannten freien Zeit anfangen soll. Aber die starke Frau, die ich heute bin, die wird schon noch lernen, mit dieser befreiten Zeit etwas anzufangen. Im Moment plane ich zum Beispiel, dass ich andere Menschen dabei unterstützen möchte, die sich auf den Weg zum eigenen Persönlichen Budget machen. Der Weg ist steinig, aber er lohnt sich.

●

Das neue Leben von Frau G. baut auf dem Gefühl auf, dass ihr Sohn nun endlich die Pflege und Betreuung hat, die sie sich schon immer für ihn gewünscht hat. Die Entwicklung des Sohnes spricht für ihre Entscheidung, alles mit Hilfe des Persönlichen Budgets zu organisieren. Der Lohn für sich selbst ist das Loslassen von Stress, der durch das permanente Sorgen entstanden war und keine Freiräume mehr zuließ. Gemeinsame Zeit zwischen Mutter und Sohn findet nun auch mit einer lang vermissten Leichtigkeit statt.

Bei Familie R. musste hingegen nach vielen Jahren des Zusammenhaltes und des Kümmerns eine Entscheidung getroffen werden, wie es für die behinderte Tochter weitergehen sollte, wenn die Mutter nicht mehr leben sollte. Eines stand für die schwer erkrankte Mutter fest: Ihr Kind soll im elterlichen Wohnhaus weiterleben können. Nachbarn wurden hier zur großen Stütze und organisierten ein echtes „Dream-Team" für Silke.

GESTATTEN ... »TEAM SILKE«

Dass Silke ihr Team mehr als nur mag, wird schon am »Hennes« des 1. FC Köln, der in Form eines Gasluftballons im Zimmer schwebt, sichtbar. Eigentlich ist sie Fan von Bayern München. Weil der »Hennes« aber während eines Ausflugs in den Kölner Zoo gekauft wurde, darf er als Erinnerungsstück bleiben – zumindest bis ihm die Luft ganz ausgeht.

Dass Diana, Jenny, Monika, Eva, Svenja, Bernd, Karsten und Lija ihre Silke mehr als nur mögen, wird schon an der liebevoll gestalteten Magnettafel sichtbar, auf denen Fotos all ihrer Angestellten den verschiedenen Wochentagen zugeordnet sind. So weiß Silke auf einen Blick, wer ihr um welche Uhrzeit als Assistent zur Verfügung steht.

»Jeder aus dem Team bringt aufgrund seines Charakters und seiner beruflichen Ausbildung etwas anderes in den Tag von Silke mit ein«, erklärt Diana, die gemeinsam mit ihrem Mann Mario die gesetzliche Betreuung von Silke ausübt. Aus der anfänglichen Nachbarschaft wurde im Laufe der Zeit Freundschaft. Eine so starke, dass die Eheleute Diana und Mario auch außerhalb einer Betreuungsschicht am Wochenende mal zum Frühstück mit der siebenjährigen Tochter Sophie kommen. Die ist so begeistert vom Miteinander des Teams mit Silke, dass sie eines Tages auch Schichten im Rahmen des Persönlichen Budgets übernehmen möchte.

Es ist eine lebhafte Runde der guten Laune, in der ich mich hier befinde. Der Ausblick von der Terrasse ins Bergische Land ist dabei wunderschön. Wunderschön sind aber vor allem die Einblicke in ein Team, das den Idealen, die hinter dem Persönlichen Budget stehen, auf wundervolle Art und Weise entspricht. Da gibt es einen Altenpfleger, der noch zusätzlich eine Ausbildung als Clown absolviert hat und der von Silke liebevoll als Spaßvogel bezeichnet wird. Andere sind Krankenschwester, Sozialhelfer oder kommen aus Berufen, die gar nichts mit der Pflege zu tun haben. Mitunter kam es zum ersten Kontakt zu diesem Bereich, weil eigene Angehörige pflegebedürftig geworden waren. Nun setzen sie ihr Wissen, ihr Können und auch ihre Gefühle zum Wohl von Silke ein. Hier wird beruflich »Familie« gelebt und als Bereicherung für alle empfunden. Klare Sache, dass das »Team Silke« deshalb seine eigene WhatsApp-Gruppe hat. Fotos von Ausflügen werden hier ebenso geteilt wie ein Video von Silkes Rollstuhltanz bei einer Veranstaltung. Alle sind eingebunden, weit über das Maß des »Jobs« hinaus. Und keiner im »Team Silke« kann es sich nicht mehr anders vorstellen.

Besonders Silke nicht, die nun auch mit ihrer Spastik neue Lebensbereiche für sich entdecken kann. Sie ist Mitte dreißig und wuchs in einem liebevollen und sehr fürsorglichen Elternhaus auf. Hilfe von außen ließ die Mutter dabei nur ungern oder gar nicht zu. Unmöglich diese Kraftanstrengungen der Dauerpflege über Jahrzehnte auszugleichen. Selbst das stärkste Mutterherz kann das nicht. Als 2008 der Vater plötzlich verstarb, geriet das System der Eltern beziehungsweise der Mutter noch zusätzlich ins Wanken. Mario erklärte sich sofort bereit, die gesetzliche Betreuung mit zu übernehmen. Dann erkrankte die Mutter von Silke an Lungenkrebs. Auch jetzt ließ sie sich nicht davon abbringen, weiter für die Tochter zu sorgen. Sie tat es bis zum letzten Atemzug. Ihr größter Wunsch war es, dass ihre Tochter im Haus weiterleben kann und nicht in ein Heim abgeschoben wird. Gemeinsam mit Mario unterschrieb sie bereits Mitte des Jahres 2016 den Brief, mit dem das Persönliche Budget für ihre Tochter beantragt wurde. Erst nach dem Tode der Mutter Ende April 2017 bewilligte der Landschaftsverband Rheinland (LVR) in Köln die Geldmittel für das Persönliche Budget, das somit ab dem 1. Mai 2017 endlich offiziell an den Start gehen konnte. Danach übernahm Diana ihren Platz in der gesetzlichen Betreuung.

»Wie so viele Anfänge, so war auch dieser nicht immer leicht«, erzählt Diana. »Silke hatte ihre wichtigste Bezugsperson verloren. Nach dem Tod des Vaters hatte sie zudem kaum noch am Leben außerhalb des Hauses teilnehmen können. Manchmal hatten wir im Team den Eindruck, dass sie aufgeben wollte. In einem Pflegeheim hätte sie es bestimmt auch getan.«

Heute gibt es Videos von Silke von Tanzveranstaltungen, die ihre Lebenslust zeigen. Und jeden Tag erlebt das Team neue Fortschritte, weil Silke von ihren Assistenten auch jeden Tag ein Stück mehr gefordert wird. So wurden zum Beispiel Erdnüsse als kleine Leckerei einfach nicht mehr gefüttert, sondern in einer Schüssel serviert. Heute nascht Silke ihr Knabberzeug, trotz ihrer starken Behinderungen an den Händen, allein.

So wundervoll die Einblicke ins Team und der Ausblick von der Terrasse auch sind, richtet man den Blick auf die Sachverständigen der Träger und Versicherer, so hat auch das »Dream-Team Silke« seine »Dauerkämpfe« zu führen.

»Eigentlich bräuchte Silke dringend einen neuen mobilen Lifter. Der, den wir jetzt haben, ist eine Zumutung. Kaum von einer Person zu bedienen und es ist nahezu unmöglich, dass Silke in eine Position gebracht werden kann, die wirklich etwas mit sitzen zu tun hat. Doch wie bei allem, was wir beantragen, kommt erst einmal die Antwort: Abgelehnt! Aber wir geben nie auf. Wir schaffen alles. Und obwohl wir erst 2017 mit dem Persönlichen Budget gestartet sind, kann ich sagen, dass das Persönliche Budget das Beste ist, was es überhaupt für Menschen wie Silke geben kann und auch für uns, die als persönliche Assistenten für sie und mit ihr im Einsatz sind.«

•

Das Persönliche Budget zu erkämpfen, um in Frieden das eigene Leben loslassen zu können, zeigt, welchen großen Stellenwert dem Leben in den eigenen vier Wänden beigemessen wird. Jeder braucht sein Reich, für sich, seine Gedanken, Gefühle und Erinnerungen. Auch dann, wenn Außenstehende manchen Menschen das eigene Reich deshalb absprechen wollen, weil sie keine Gedanken, Gefühle und Erinnerung mehr wie früher haben könnten. Angehörige denken da ganz anderes. Sie kennen den geliebten Menschen schließlich so gut, dass sie tief in ihnen das Festhalten am Leben und die Teilnahme durch Fühlen wahrnehmen können. Sie müssen nicht nur den Schock über einen überraschenden Schlaganfall bei einem nahen Angehörigen überwinden, sondern werden oft auch mit dem Thema Organspende konfrontiert.

Halten die Angehörigen an ihrer durch Gefühle ausgelöste Überzeugung fest und überlassen den geliebten Menschen nicht einem anonymen Pflegesystem, dann erleben sie oft, dass die Angehörigen nicht nur sehr viel länger leben als von den Ärzten prophezeit, sondern dass es immer noch unzweifelhaft tiefes Fühlen und alte Erinnerungen in den „Todgesagten" gibt.

ÜBER TODGESAGTE UND IHR HEUTIGES LACHEN

»Hallo! Darf ich Ihnen meinen Mann Eberhard vorstellen? Er lacht sehr gerne!« Das kurze Video, das mich über WhatsApp erreicht, zeigt einen gutgelaunten Mann im Bett, der sich köstlich über die Scherze seiner Frau Brigitte amüsiert. Am Tag zuvor hatte ich ein bewegendes Telefongespräch mit ihr geführt. Das Thema: Eberhard Gärtner, Wachkomapatient.

Es ist wohl auch noch gar nicht lange her, so erfuhr ich dabei, dass eines seiner Enkelkinder über ihn gekrabbelt war, was er sichtbar genossen hatte. Neun Enkelkinder sind es insgesamt, die ihn regelmäßig besuchen kommen. Ihm über die Wange streicheln, mit ihm reden. Eberhard Gärtner kann aufrecht im Bett sitzen. Mit gezielten Handgriffen gelingt es dann sogar, seine Bewegungen so anzuregen, dass er in einem Rollstuhl Platz nehmen kann. Geht mal etwas schief und er liegt plötzlich ganz eigentümlich im Bett, lacht er sich kaputt und steckt damit die Familie und seine persönlichen Assistenten an.

Spränge man ins Jahr 2013 zurück, so würde Eberhard Gärtner an ein Bett gefesselt sein. Die Hände vom Druck farblich unterlaufen, Po und Rücken wundgelegen und der einst durchtrainierte Mann wäre auf 46 Kilogramm abgemagert. Vor diesem Bett würde eine völlig entsetzte Ehefrau stehen.

»Zwischen drei und acht Stunden war ich jeden Tag bei meinem Mann im Pflegeheim. Als ich einmal eine halbe Stunde vor der Zeit eintraf, stand ich vor einem alptraumhaften Szenario. Mein Mann war an Armen und Beinen fixiert. Mir wurde erklärt, dass dies alles zur Sicherheit meines Mannes sei. Er würde sich unkontrolliert mit den Armen und Beinen bewegen und sich sogar spontan aufrichten. Das wäre in solchen Fällen halt dann so üblich. Nein, schrie ich nicht nur innerlich, so ging es nicht mehr weiter. Schon zu lange hatte ich darauf gewartet und gehofft, dass jemand kommt oder ich jemanden treffe, der mir sagt, wie alles richtig zu handhaben ist. Ich hatte mich zu sehr in die Defensive drängen lassen. Natürlich hatte ich von Anfang an gegen vieles angekämpft, aber trotzdem wird man - ohne dass es bewusst wird - Stück für Stück zurückgedrängt. Auch wenn das eigene Herz die ganze Zeit Signale aussendet, dass es falsch ist, was hier geschieht. Das Leben hatte sich abrupt geändert. Eben noch ging mein Mann in den Garten, um ihn winterfest zu machen und plötzlich liegt er auf dem Boden und muss von mir und einem Nachbarn mit Herzmassage und Mund-zu-Mund-Beatmung so lange versorgt werden, bis die Rettungssanitäter da sind.

Eben noch standen wir erfolgreich und aktiv im Leben und plötzlich war alles auf den Kopf gestellt. Auf der Intensivstation war ich umringt von Ärzten, die mich fragten, ob mein im Koma liegender Mann die Lebenserhaltung überhaupt gewünscht hätte. Ob das, was jetzt kommt, überhaupt noch lebenswert ist?

Ich kenne meinen Mann. Ich spürte einfach Leben in ihm, spürte, dass er kämpfte. Die Menschen um mich herum taten das als reines Wunschdenken ab. Von allein erwachte Eberhard am dritten Tag. Und ich spürte seinen Lebenswillen noch deutlicher, erkannte an winzigen Veränderungen, dass er weiter am Leben teilhaben möchte. Die Blicke der Menschen um mich herum waren einfach zu deuten.

Ich fühlte mich von allen Seiten bedrängt. Für Empörung sorgte ich, als es laut aus mir vor den Ärzten herausplatzte: ‚Töten Sie meinen Mann? Oder soll ich es dann machen?'

Ich wollte Eberhard in kein Pflegeheim bringen, doch ich wurde dazu gedrängt. Gleich fünf Heime ʼbewarbenʻ sich um ihn. Ich wusste nachher gar nicht mehr, was ich alles unterschrieben hatte. Vieles davon, so zeigte sich später, war falsch gewesen. Ich fühlte mich damals wie in einer dunklen Höhle. Ich wollte, dass mir jemand den Weg zum Ausgang wies, doch ich stolperte nur von Wand zu Wand. Ich begriff, dass die Hilfe, von der ich träumte, niemals kommen würde. Ich gab meinen Beruf als Lehrerin auf und ging in Frührente. Die Entscheidung war gefallen. Ich - und nur ich - entscheide, was mit meinem Mann geschieht. Weil ich - und nur ich - meinen Mann kenne, wie sonst niemand auf der Welt.

Ich besorgte eine neue Wohnung und holte Eberhard zu mir. Zunächst arbeitete ich mit einem Pflegedienst zusammen. Ich war um jede Hilfe einfach froh, zeigte mich jedem gegenüber einfach nur dankbar. Beobachtete, hinterfragte und lernte. Dass ich die richtige Entscheidung getroffen hatte, wurde schnell sichtbar. Eberhard nahm schnell zu. Ich hatte entdeckt, dass Eberhard sehr wohl noch einen Schluckreflex besitzt. Mit Traubenzucker auf meiner Fingerspitze hatte ich es getestet. Dann kann auch anderes probiert werden. Heute isst Eberhard wieder ganz normale Speisen, die ich ihm nur in mundgerechte Happen portioniere.

Schön war auch mitzuerleben, dass die Wunden an Po und Rücken zu Hause schnell verheilten. Von einem Fachmann hatte ich erfahren, dass die spontanen Bewegungen meines Mannes ihren Ursprung darin haben, dass der Schlaganfall ihm die Wahrnehmung für die räumlichen Grenzen genommen hatte. Legte ich Eberhard einfach gezielt Kissen an den Kopf, die Beine und die Arme, blieben die Spontanbewegungen aus. Fesseln mag einfacher sein, ist aber durch und durch menschenverachtend.

Langsam nahm alles eine Form der Routine an. Stutzig wurde ich erst wieder, als ein junger Mann, der das Herz auf dem rechten Fleck zu haben schien, mir sagte, ich müsse nicht immer so viel Dankbarkeit den Pflegern gegenüber zeigen. Für den Pflegedienst wäre ein Fall wie der von meinem Mann wie eine Gelddruckmaschine.

Das saß! Schlagartig sah ich das Treiben um mich herum mit anderen Augen. Ich registrierte erstmals die maschinelle Abwicklung dahinter, erkannte, dass es Eberhard unmöglich gefallen kann, dass ständig wechselndes Personal erschien. Natürlich war mir klar, dass motivierte Pflegekräfte eine schwere Arbeit haben. Aber das ist in jedem Beruf so, auch in meinem. Doch viele der Pfleger, die zu uns kamen, spielten auch mit ihrem Laptop oder Handy herum. Mehr als irritiert hatte mich auch immer wieder, wie einige der Pfleger meinen Mann ansprachen. Die Achtung vor der Würde eines Menschen lag bei null.

Mein Mann hatte die Entscheidung getroffen, dass er überleben will. Ich hatte es ihm angesehen. Nun richtete ich wieder meine ganze Aufmerksamkeit auf ihn. Er wollte mehr, er wollte anderes. Warum, so fragte ich mich, soll hier ein ständiges Kommen und Gehen sein? Um wie viel schöner wäre es doch, wenn Eberhard feste Bezugspersonen hätte, auf die er immer positiv reagiert?

Ich begab mich wieder auf die Suche nach Antworten. Wirklich fündig wurde ich nicht und ich traf auch nicht wirklich auf Menschen, die mir hilfreiche Antworten gaben. Erst über einen Verein für Komapatienten erhielt ich die Kontaktdaten zu einer Frau, die mich an proroba verwies. Dann ging auf einmal alles ganz schnell. Selbst meine Krankenkasse, die zuvor von allen Veränderungen abgeraten hatte, war auf einmal dabei. Als ich dem Pflegedienst in einer dieser Gesprächsphasen kündigte, gingen seine Vertreter laut schimpfend. Es tat offensichtlich weh, die Gelddruckmaschine Eberhard Gärtner zu verlieren.

Heute geht bei uns alles viel familiärer zu. Neuen Assistenten bringe ich in den ersten drei Monaten bei, an welchen winzigen Signalen sie erkennen, was mein Mann gerade braucht. Danach lernen sie noch drei weitere Monate, wie man mit welchen raffinierten Handgriffen Eberhard wendet oder in den Rollstuhl bringt. Was meist vom ersten Tag an funktioniert und nicht gelernt werden muss, ist das Lachen mit meinem Mann.

Auf der Intensivstation hatten die Ärzte stets gesagt, dass es mit meinem Mann immer und immer schlimmer werden würde, bis er stirbt. Das mag für einen Lebensweg in einer Klinik und in einem Pflegeheim zutreffen, nicht aber bei uns in der Wohnung.

Natürlich antworte ich auf die Frage, ob ich selbst in einer solchen Situation wie der von Eberhard weiterleben möchte, mit nein. Aber ich denke, dass Eberhard deshalb am Leben festhielt und kämpfte, weil offenbar das Schlimme für ihn in den Hintergrund trat und das Schöne sich nach vorne drängte. Eine solche Frage kann man erst dann beantworten, wenn man selbst im Wachkoma ist. Und Eberhard fand diese Antwort und zeigte sie mir.

●

Teil

II

DER WEG ZUM EIGENEN PERSÖNLICHEN BUDGET

16 Beispiele von Hunderten aus zehn Jahren Erfahrung im Bereich des Persönlichen Budgets, die belegen, dass ein auf Maß geschneidertes Persönliches Budget ein praktisches und alltagstaugliches Werkzeug zur Schaffung individueller Grundlagen ist, um ein selbstbestimmtes und eigenständiges Leben führen zu können. Ganz so, wie es sich nicht nur Menschen mit Behinderungen wünschen, sondern der Gesetzgeber auch selbst. Sonst hätte er schließlich nicht Gesetze dafür im Jahr 2008 erlassen.

In der Praxis hat sich das Persönliche Budget bewährt. Es hat im Alltagsgebrauch in vielen tausenden Fällen den Budgetnehmern ermöglicht, ihr Leben so zu gestalten, wie sie es sich vorstellen. Studien belegen in diesem Zusammenhang ebenfalls, dass ein überwältigend hoher Prozentsatz der Budgetnehmer das Persönliche Budget für sich als die beste Grundlage ansieht, um ihr Leben zu führen.

Bei so vielen erfolgreichen Beispielen und so eindeutigen Umfrageergebnissen, die für das Persönliche Budget sprechen, ist es verwunderlich, dass sich diese hervorragende Alternative zur Fürsorge in den vergangenen zehn Jahren nicht zu einem flächendeckenden Erfolgsmodell durchgesetzt hat. Große Teile der Bevölkerung wissen immer noch nichts von seiner Existenz.

Der Grund dafür kann nur darin liegen, dass der Gesetzgeber und vielfach die Träger das Persönliche Budget in der Theorie zwar gutheißen und Grundlagen dafür schufen, es aber in der Praxis nicht so gerne umgesetzt sehen. Es ist die einzige Erklärung dafür, warum trotz guter Gesetze der Weg hin zum eigenen Persönlichen Budget voller Hindernisse und Stolpersteine ist, die den Laien oft abschrecken oder scheitern lassen. Die Fürsorge ist bei vielen Akteuren in diesem Bereich offenbar weiterhin das Lieblingsmodell, wenn es um das »Kümmern« um Menschen mit Behinderung geht.

Menschen mit Behinderung möchten sich aber - wie jeder andere auch - lieber um sich eigenverantwortlich und selbstbestimmt „kümmern". Um hier mit neuen Impulsen das Persönliche Budget flächendeckend zu einem Erfolgsmodell zu machen, wurde dieses Buch verfasst. Es soll das Leben von Menschen mit Behinderung im Bereich des Persönlichen Budgets aber nicht nur fühlbar wie im ersten Teil des Buches machen, sondern es soll auch ein praxisnaher Ratgeber sein. Er soll dem Interessierten aufzeigen, wie Menschen mit Behinderung, die einen Anspruch auf das Persönliche Budget haben, ihr Recht durchgesetzt bekommen.

Der zweite Teil dieses Ratgebers wurde deshalb so angelegt, dass umfangreiche Einblicke in die Wege hin zum eigenen Persönlichen Budget gegeben werden. Wer sein Persönliches Budget mit der Hilfe einer Budgetassistenz erreichen möchte, erfährt genauso alles Wichtige, wie derjenige, der es sich zutraut, alles Notwendige dafür selbst in die Hand nehmen zu können.

Neben Einblicken in die Rechtssituation befinden sich in Teil II des Buches deshalb auch Beispiele für Anschreiben, Bescheide, Zielvereinbarungen und vielem mehr, ohne die ein Persönliches Budget nicht zustande kommen kann. Auch ein Beispiel für eine typische Budgetverhandlung in Form der Wiedergabe eines Gesprächs mit einem Leistungsträger wurde eingebaut, damit der Interessierte sich auch auf ein solches Gespräch vorbereiten kann. Vieles gilt es nämlich auf dem Weg zum Erreichen des eigenen Persönlichen Budgets zu beachten. Nicht nur im Bereich des theoretischen Hintergrundwissens, sondern vor allem im Bereich der praktischen Durchführung, um stets angemessen und richtig zu reagieren. Über zehn Jahre Erfahrung sind hier von uns, der bundesweit führenden Budgetassistenz, eingeflossen.

•

PERSÖNLICHES BUDGET - DER ANSPRUCH

Zunächst muss geprüft werden, ob überhaupt die Voraussetzungen für die Beantragung eines Persönlichen Budgets gegeben sind. Der Gesetzgeber sieht das aus folgendem Blickwinkel:

Das Ermessen über die Leistungserbringung durch das Persönliche Budget ist seit dem 1. Januar 2008 dahingehend gebunden, dass auf Antrag Leistungen durch ein persönliches Budget auszuführen sind (bis 31.12.2017 laut § 159 Abs. 5 SGB IX und § 17 SGB IX, seit 2018 nach dem § 29 SGB IX). Ein Anspruch auf ein Persönliches Budget besteht, wenn ein Anspruch auf Leistungen zur Teilhabe besteht. Dabei gibt es keine Beschränkung des Personenkreises; nicht nach Art oder der Schwere der Behinderung. Eine rechtliche Betreuung steht dem Anspruch auf Persönliches Budget nicht entgegen, da sie kein Gegensatz zur Selbstbestimmung ist, sondern sie unterstützt. Sorgeberechtigte sind bei Minderjährigen vertretungsberechtigt. Somit können auch Kinder und Jugendliche ein Persönliches Budget in Anspruch nehmen. Es besteht ein generelles Wunsch- und Wahlrecht der Leistungsform (§ 8 SGB IX).

Der Sinn und Zweck einer Leistungserbringung durch ein Persönliches Budget ist ein selbstbestimmtes Leben in eigener Verantwortung. In der Regel wird das Persönliche Budget als Geldleistung ausgeführt. (§29 Abs. 2 Satz 1 SGB IX). Es dient dabei der Bedarfsabdeckung. Damit ist es nicht mit einer Geldleistung im üblichen Sinne des Sozialleistungsrechts vergleichbar. Denn schließlich handelt es sich um eine Leistung zur Lebensgestaltung. Mit dem Persönlichen Budget organisiert die leistungsberechtigte Person ihre Bedarfsdeckung selbst und ist somit nicht mehr auf die laufenden Entscheidungen eines oder auch mehrerer Rehabilitationsträger sowie Vorgaben des Leistungserbringungsrechts angewiesen.

Das Persönliche Budget kann sowohl von einem Träger als auch von mehreren Trägern als trägerübergreifendes Persönliches Budget (Komplexleistung) erbracht werden (§29 Abs. 1 Satz 3 SGB IX). Gemeint ist damit, dass mit der Leistung der komplexe Leistungsbedarf idealerweise vollständig abgedeckt werden soll. Ein Träger erhält den Antrag und ist dafür verantwortlich, dass die Leistungen erbracht werden. Daher ist das Persönliche Budget keine eigenständige Sozialleistung, sondern eine Form der Erbringung von Leistungen zur Teilhabe. Sie hat nichts mit Leistungen zum Lebensunterhalt zu tun.

●

PERSÖNLICHES BUDGET - GELTUNGSBEREICH

Die Leistungserbringung als Persönliches Budget ist für alle Leistungen zur Teilhabe möglich. Budgetfähig sind alle Leistungen der medizinischen Rehabilitation, Leistungen zur Teilhabe am Arbeitsleben und Leistungen zur Teilhabe am Leben in der Gemeinschaft, Eingliederungshilfe (§ 102 SGB IX in Verbindung mit § 53 SGB XII), Hilfe zur Pflege (§61 SGB XII), Hochschulhilfe sowie ergänzende Leistungen und begleitende Hilfen im Arbeitsleben (§185 Abs. 8 SGB IX). Die Leistungsträger sind dabei nicht legitimiert, den Anspruch auf Leistungserbringung durch Persönliches Budget selbst einzuschränken. Nicht budgetfähig sind deshalb nur solche Leistungen zur Teilhabe, die spezialgesetzlich ausgeschlossen sind. Ein solcher Ausschluss ist aber in keinem Leistungsgesetz vorgesehen.

Es können neben Leistungen zur Teilhabe auch erforderliche Leistungen der Krankenkassen und Pflegekassen, Leistungen der Träger der Unfallversicherung bei Pflegebedürftigkeit (§44 SGB VII) sowie Hilfe zur Pflege der Sozialhilfe (§61 SGB XII) in ein Persönliches Budget einbezogen werden.

Hat die Prüfung aus dem gesetzlichen Blickwinkel ergeben, dass ein Mensch mit Behinderung das Recht auf die Beantragung eines Persönlichen Budgets hat, kann es losgehen. Möchte er sich dazu die Unterstützung einer Budgetassistenz sichern, ist ein Klienten-Vertrag in Verbindung mit einer Vollmacht nötig. Dies ist wichtig, auch um eine deutliche Verhandlungsposition gegenüber den Leistungsträgern einnehmen zu können.

•

KLIENTEN-VERTRAG (BEISPIEL)

zwischen

- im Nachfolgenden auch »Auftraggeber« genannt -

und

- im Nachfolgenden auch »Auftragnehmer« genannt -
wird ein Vertrag mit folgendem Inhalt geschlossen:

§ 1 Gegenstand des Vertrages

Der Vertrag soll die Unterstützung innerhalb des Persönlichen Budgets beschreiben. Er versucht, den Rahmen zu bestimmen, die Unterstützung und Begleitung richtet sich aber letztendlich nach den Bedürfnissen des Auftraggebers. Sollten weitere Aufgaben notwendig sein, so kann die Aufgabenliste erweitert werden. Die genauen Unterstützungsrahmen legt der Auftraggeber selber fest.

Der Auftragnehmer übernimmt die folgenden Tätigkeiten:

- Beratung im Umgang mit dem Persönlichen Budget (ohne Rechts beratung)
- bei Bedarf Banküberweisungen
- Antragsstellung
- Begleitung bei Gutachten
- Begleitung Vorstellungsgespräche
- Erstellung der Verträge nach den Vorgaben/Wünschen der Arbeit geber
- Unterstützung bei Kündigung
- ggfs. Begleitung/Unterstützung bei Arbeitsgerichtsverfahren
- Fallbesprechung bei Mitarbeiterproblemen
- Unterstützung bei der Erstellung des Dienstplans
- Hilfe zum selbständigen Wohnen

- Lohnabrechnungen
- Sozialversicherungsmeldungen
- U1/U2 Erstattungsanträge
- Urlaubsverwaltung
- Journalerstellung Budget

§ 2 Vergütung

A. *Die Vertragspartner vereinbaren für die gemäß § 1 dieses Vertrages zu erbringenden Tätigkeiten eine monatliche Pauschalvergütung in Höhe von EUR _____. Die monatliche Pauschale beinhaltet Stunden. Darüber hinausgehende Stunden werden mit ... EUR berechnet.*

Folgende Leistungen sind Bestandteil der Pauschale

Beratung zum Umgang mit dem Persönlichen Budget (Fachleistung Pflegeassistenzorganisation)

Behördengänge/Begleitung Antragsverfahren

das Buchen der laufenden Geschäftsvorfälle die laufende Lohnabrechnung

das Fertigen der Lohnsteueranmeldungen

B. *Die Vergütungsvereinbarung umfasst keine Reisekosten. Sollten diese anfallen, wird der Auftraggeber im Vorfeld darüber informiert. Diese werden wie folgt abgerechnet:*

1. Reisekosten bei auswärtigen Fahrten außerhalb von ... für den Auftraggeber

- pauschal (bei Abwesenheit bis zu 6 Std.) EUR ...,-
- pauschal (bei Abwesenheit von mehr als 6 Std.) ...,- EUR

- Fahrtkosten (je gefahrenen Kilometer) ... EUR
C. Der Auftragnehmer ist berechtigt, von dem Auftraggeber im Hinblick auf die entstehenden Kosten einen angemessenen Vorschuss zu verlangen. Die unter A. angegebene Monatspauschale ist im Voraus am 01. des laufenden Monats fällig. Angebrochene Monate werden voll berechnet.

D. Alle vorstehenden Beträge sind Nettobeträge.

§ 3 Pflichten des Auftraggebers

(1) Der Auftraggeber hat dem Auftragnehmer alle ihm zur Erfüllung seiner Aufgaben nach diesem Vertrag notwendigen Unterlagen vollständig und so rechtzeitig zu übergeben, dass dem Auftragnehmer eine angemessene Bearbeitungszeit verbleibt. Dies gilt entsprechend für die Information über alle Vorgänge und Umstände, die für die Durchführung des Auftrages nach diesem Vertrag von Relevanz sein können.

Der genaue Zeitplan zur Übergabe von Unterlagen wird in einer gesonderten Vereinbarung mit dem Auftraggeber festgelegt. Die Übergabe wird so gestaltet, dass der Auftraggeber diese Aufgabe seiner Behinderung entsprechend erledigen kann.

(2) Der Auftraggeber hat alle ihm vom Auftragnehmer übermittelten Schreiben zur Kenntnis zu nehmen und zu beachten bzw. zu beantworten. Arbeitsergebnisse hat er auf ihre Vollständigkeit und Richtigkeit hin zu überprüfen und Einwendungen dagegen dem Auftragnehmer unverzüglich mitzuteilen.

Der genaue Zeitplan zur Übergabe von Unterlagen wird in einer gesonderten Vereinbarung mit dem Auftraggeber festgelegt. Die Übergabe wird so gestaltet, dass der Auftraggeber diese Aufgabe seiner Behinderung entsprechend erledigen kann.
(3) Der Auftraggeber wird in seinen Aufgaben von ... und seinem Team unterstützt. Offene Fragen können direkt mit ihm besprochen werden.

Der Auftraggeber soll mit der Unterstützung weitestgehend einen Überblick über sein Persönliches Budget erhalten.

§ 4 Pflichten des Auftragnehmer

(1) Der Auftragnehmer hat die ihm übertragenen Aufgaben nach den Grundsätzen ordnungsgemäßer Buchführung zu erfüllen.

(2) Der Auftragnehmer hat insbesondere über alle Tatsachen, die ihm mit der Ausführung der Aufgaben nach diesem Vertrag zur Kenntnis gelangt sind, Verschwiegenheit zu bewahren, sofern und soweit er nicht vom Auftraggeber hiervon schriftlich entbunden worden ist. Diese Pflicht besteht auch nach Vertragsbeendigung fort.

(3) Die Verschwiegenheitspflicht besteht jedoch nicht, sofern und soweit eine Offenbarung zur Wahrnehmung eigener Interessen des Auftragnehmers erforderlich ist. Im Vorfeld muss mit dem Auftraggeber der Umfang der Offenlegung besprochen und abgestimmt worden sein.

(4) Der Auftragnehmer hat seine Aufgaben auf der Grundlage der ihm vom Auftraggeber übergebenen Unterlagen und Informationen auszuüben. Er wird dabei von deren Richtigkeit und Vollständigkeit ausgehen. Sofern und soweit er Unrichtigkeiten oder Unvollständigkeit feststellt, wird er den Auftraggeber darauf hinweisen.

§ 5 Vertragsdauer

Das Vertragsverhältnis beginnt zum _____.
Der Auftraggeber kann den Vertrag jederzeit ohne Einhaltung einer Kündigungsfrist auflösen.

Der Vertrag kann mit einer 4-wöchigen Frist durch den Auftragnehmer gekündigt werden. Eine außerordentliche Kündigung aus wichtigem Grund bleibt für beide Vertragsparteien unberührt. Bei einer Kündigung mit sofortiger Wirkung durch den Auftraggeber wird die monatliche Pauschale in voller Höhe berechnet. Das Vertragsverhältnis endet automatisch, wenn die Zielvereinbarung ausläuft oder vorzeitig gekündigt worden ist.

§ 6 Leistungs- und Erfüllungsort

(1)   Leistungs- bzw. Erfüllungsort ist der Geschäftssitz des Auftragnehmers.
(2)   Gerichtsstand ist Düsseldorf.

§ 7 Vertragsänderungen

Mündliche oder schriftliche Nebenabreden zu diesem Vertrag bestehen nicht. Änderungen und Ergänzungen dieses Vertrages bedürfen zu ihrer Wirksamkeit der Schriftform. Dies gilt auch für die Änderung der vorstehenden Schriftformklausel.

§ 8 Schlussbemerkung

Sollte eine Bestimmung dieses Vertrages ganz oder teilweise unwirksam sein oder werde, oder sollte sich in diesem Vertrag eine Lücke befinden, soll hierdurch die Gültigkeit der übrigen Bestimmungen nicht berührt werden. Anstelle der unwirksamen Bestimmung verpflichten sich die Vertragsparteien schon jetzt, eine wirksame Bestimmung herbeizuführen, die dem Sinn und Zweck der unwirksamen Bestimmung möglichst nahe kommt. Im Fall einer Lücke gilt diejenige Bestimmung als vereinbart, die dem entspricht, was nach dem Sinn und Zweck dieses Vertrages vereinbart worden wäre, hätte man die Lücke im Vorhinein erkannt.

●

VOLLMACHT (BEISPIEL)

Angelegenheit: _____, geb. am _____

Vollmacht/Erklärung

Hiermit bevollmächtige ich das obige Unternehmen, mich insbesondere im Bereich des Persönlichen Budgets (unter anderem umfassende Organisation und Sicherstellung der Pflegeassistenz) sowie in Fragen des Schwerbehindertenrechts und Sozialrechtes vor den zuständigen Behörden, Krankenkassen, Pflegekassen, Berufsgenossenschaften, Gutachtern, Ärzten und Jobcentern zu begleiten und die erforderlichen Vorgänge, ggfs. Widersprüche einzuleiten (gemäß §13 SGB X). Sollte eine juristische Prüfung des Einzelfalls erforderlich sein und damit eine Rechtsdienstleistung (§ 2 Rechtsdienstleistungsgesetz) oder Fälle echter Rechtsanwendung begründet werden, wird die Angelegenheit oder werden Teile davon rechtsdienstleistungsbefugten Personen, insbesondere externen Anwaltskanzleien, übertragen.

Die Vollmacht ist unbefristet und kann jederzeit schriftlich widerrufen werden.

Zum Unternehmen/Erbringung von Rechtsdienstleistungen:

(Firma) ist in der Begleitung von Schwerbehinderten in Deutschland tätig, die ihre Pflege selber organisieren möchten. Die hierzu notwendigen Mittel erhalten sie von zuständigen Sozialhilfeträgern, Krankenkassen sowie Unfallkassen. Die durch uns vermittelte Hilfestellung zur Führung eines selbstbestimmten Lebens soll in der Vorbereitung und im Ergebnis juristisch einwandfrei sein. Wir erbringen keine originären Rechtsdienstleistungen im Sinne des Rechtsdienstleistungsgesetzes. Insbesondere nimmt das Rechtsdienstleistungsgesetz die Schwerbehindertenvertretung von den dort geregelten Tätigkeiten aus. Zudem stellen Tätigkeiten, die sich in der bloß schematischen Anwendung von Rechtsnormen erschöpfen wie die allgemeine Aufklärung über recht-

liche Hintergründe, die Geltendmachung unstreitiger Ansprüche (wie Rechtsanspruch auf Persönliches Budget) und Mitwirkungen bei Vertragsschlüssen oder Vertragskündigungen keine Rechtsdienstleistungen dar (Kleine-Cosack, Kommentar zum Rechtsdienstleistungsgesetz, 2008, § 2). Allenfalls werden wir in konkreten fremden Angelegenheiten tätig, die nach dem Rechtsdienstleistungsgesetz nach § 5 erlaubt sind, da sie nach Inhalt und Umfang als Nebenleistung zu unserem Berufs- oder Tätigkeitsbild (Schwerbehindertenvertretung) gehören, wie die Fördermittelberatung. Die Begleitung unserer Klienten bei der Vertretung vor dem Sozialgericht, dem Verwaltungsgericht sowie in den Vorverfahren und Vertretung im Widerspruchsverfahren stellen wir sicher.

Nun kann ein Schreiben aufgesetzt werden, bei dem der Leistungsberechtigte ausdrücklich seinen Willen für ein Persönliches Budget zum Ausdruck bringt. Dabei kann der Mensch mit Behinderung oder sein Vertreter aufzeigen, welche Leistungen für ihn vorteilhaft sind und auch, welche Absicht mit einem Persönlichen Budget verbunden ist. Im Vorfeld ist es sinnvoll, sich beim Leistungsträger zu informieren, wer der Ansprechpartner ist, um sich bei ihm oder ihr über die üblichen Vorgehensweisen zu informieren. Einige Behörden haben auch formalisierte Budgetanträge entwickelt, was aber die Ausnahme bildet. Leistungsträger können die Sozialhilfe, die Krankenkassen, die Rentenversicherungsträger und Träger der Alterssicherung der Landwirte, Unfallversicherungsträger, Träger der Kriegsopferversorgung/-fürsorge, Kinder- und Jugendhilfeträger, Integrationsamt und das Bundesamt für Arbeit und Pflegekassen sein.

●

ANSCHREIBEN FÜR EINEN ANTRAG
»PERSÖNLICHES BUDGET« (Beispiel)

Antrag bzw. Aufstellung zum trägerübergreifenden Persönlichen Budget nach § 29 SGB IX für …, wohnhaft in …

Sehr geehrte Damen und Herren,

hiermit stelle ich einen Antrag auf das trägerübergreifende Persönliche Budget nach § 29 SGB IX und übersende Ihnen folgende Unterlagen:

- Aufstellung Persönliches Budget mit der Bitte um Bearbeitung.

Ich beantrage eine 24 stündige Versorgung (Grundpflege, Nachtdienst, Hauswirtschaft und Eingliederungshilfe) am Tag. Die Versorgung soll im trägerübergreifenden Persönlichen Budget im Arbeitgebermodell durch Assistenzkräfte, die Hilfe aus einer Hand leisten können, erbracht werden.

Bitte beachten Sie die gesetzlichen Fristen, die in § 14 SGB IX verankert sind, um unnötige Verzögerungen zu vermeiden.

Mit freundlichen Grüßen

Anlage: Aufstellung Persönliches Budget (Beispiel)

Hintergründe zur Budgetbeantragung:

Mein Name ist … und ich wurde am … geboren. Ich wohne in einer teils behindertengerechten Wohnung in … Mein Badezimmer ist leider noch nicht barrierefrei.

Bei mir liegt … vor. Ich habe den Pflegegrad … und einen unbefristeten

Schwerbehindertenausweis mit den Merkmalen ...

Als Heilmittel wurde bisher ... bewilligt. Des Weiteren werden Hilfsmittel wie ... genutzt.

In Zukunft möchte ich, dass mein Pflegebedarf, die Freizeitgestaltung sowie die Arbeitsassistenz mit Hilfe von eigenen Assistenzkräften sichergestellt werden. Ich benötige alltägliche Hilfe bei der Körperhygiene und im Haushalt. In meinem privaten und beruflichen Leben muss ich stets begleitet und unterstützt werden. Auch nachts muss jemand erreichbar sein für Lagerung, Toilettengänge ... und anderen nicht näher erläuterten Bedarfen.

Meine Interessen sind ...
Berufstätig bin ich als ... Dort benötige ich die Unterstützung bei ...
Durch das Persönliche Budget möchte ich Unabhängigkeit schaffen in Anlehnung zum Artikel 19 in der UN Behindertenkonvention »Selbstbestimmte Lebensführung und Einbeziehung in die Gemeinschaft«, damit ich als Mensch ein selbstbestimmtes Leben führen kann.

Individueller Bedarf:

Ich benötige ... Stunden am Tag Unterstützung. Das sind ... pro Woche, um meine Pflege und den Assistenzbedarf gewährleisten zu können. In Zukunft soll die Pflege – und Versorgungssituation selbständig und selbstbestimmt über das Persönliche Budget im Arbeitgebermodell sichergestellt werden.

Es ergibt sich bei mir folgender Bedarf:

Grundpflege   ... Min/täglich   =
... Min/wöchentlich

nächtlicher Pflegebedarf   ... Min/täglich   =
... Min/wöchentlich
(Anwesenheitsbereitschaft)

| Hauswirtschaft | ... Min/täglich | = |
| ... Min/wöchentlich | | |

| Eingliederungshilfe | ... Min/täglich | = |
| ...Min/wöchentlich | | |

| Arbeitsassistenz | ... Min/täglich | = |
| ... Min/wöchentlich | | |

(an fünf Tagen in der Wochen)

Unvorhersehbare Bedarfe, Hilfe zur Pflege/Assistenz/Handreichung =
... Min/wöchentlich

Grundpflege

Ich benötige Hilfe bei der Körperpflege. Ich dusche täglich und muss beim An- und Ausziehen unterstützt werden. Meine Mahlzeiten müssen mundgerecht zubereitet werden. Trinkflaschen kann ich nicht öffnen. ...

Nächtlicher Pflegebedarf

Nachts benötige ich Hilfe bei ...

Hauswirtschaft

Aufgaben wie ... müssen von der Assistenz übernommen werden, da ich diese nicht alleine bewältigen kann.

Eingliederungshilfe

Bei meinen Hobbies ... benötige ich ebenfalls Assistenz. Damit ich diese ausleben kann, falls eine Situation entsteht, die nicht barrierefrei ist. Außerdem wird so gleichzeitig anfallender Pflegebedarf, wie Toilettengänge ... sichergestellt.

Arbeitsassistenz

Auf dem Hin- und Rückweg und auf der Arbeit selbst benötige ich Hilfe, damit ich meinen Pflichten nachkommen kann. Dazu zählen zum Beispiel ...

Hilfe zur Pflege/Assistenzbedarf

Nachts ist Bereitschaft für mich notwendig, weil ...

•

PERSÖNLICHES BUDGET - VERFAHREN

Ist der Antrag auf das Persönliche Budget bei einem Leistungsträger eingegangen, beginnt ein umfangreiches Prüfungsverfahren.

Im Wesentlichen sind die Verfahrensvorschriften in §29 Abs. 3 SGB IX auf das Verfahren bei einem trägerübergreifenden Budget angelegt. Zum Teil sind sie allerdings auch auf Verfahren anwendbar, wenn ein Persönliches Budget bei nur einem Träger beantragt wird.

Bei einem trägerübergreifendem Budget wird ein einzelner Träger beauftragt und führt das Verfahren für alle Leistungsträger durch (§88 SGB X). Für die leistungsberechtigte Person oder die antragstellende Person ist der beauftragte Träger alleiniger Widerspruchs- und Klagegegner (§93 SGB X). Dadurch soll eine Vereinfachung des gesamten Verfahrens erreicht werden.

Ist das Persönliche Budget beantragt, muss der beauftragte Träger unverzüglich den Bedarf ermitteln (§14 Abs. 2 Satz 1 SGB IX). Innerhalb von zwei Wochen muss er dazu ermitteln, welche Rehabilitationsträger noch zuständig und nach den Vorschriften des § 15 SGB IX am Antragsverfahren zu beteiligen sind. Diese Träger müssen nach §§ 117 ff. SGB IX am Gesamtplanverfahren beteiligt werden. Für die Eingliederungshilfe gilt bis Ende 2019 noch das Sozialhilferecht, daher ist das Verfahren der Bedarfsermittlung gleichzeitig im SGB XII in den §§ 141 ff. festgelegt. Ab 01.01.2020 wird das Teilhaberecht ausschließlich im SGB IX definiert.

Die informierten Träger sind verpflichtet innerhalb von zwei Wochen Stellung zum Bedarf, der Höhe des Persönlichen Budgets, dem Inhalt der Zielvereinbarung und dem Beratungs- und Unterstützungsbedarf zu nehmen (§ 15 Abs. 2 Satz 2 SGB IX) oder ein Gutachten einzuholen und danach binnen zwei Wochen ihre Entscheidung zu treffen (ebenda, Satz 3). Der zuständige Träger kann allein über das Budget entscheiden, wenn die Fristen nicht eingehalten werden (§ 15 Abs. 2 Satz 3 SGB IX). Die Ergebnisse der angeforderten Stellungnahmen werden dann von dem beauftragten Träger gemeinsam mit den anderen daran beteiligten Leistungsträgern und der antragstellenden Person in einem trägerübergreifenden Bedarfsfeststellungsverfahren beraten ().

Die Dauer dieses Bedarfsfeststellungsverfahrens ist im Gesetz ab 2018 abschließend geregelt. Nach §14 Abs. 2 SGB IX muss ein einzelner zuständiger Leistungsträger binnen drei Wochen nach Antragseingang oder zwei Wochen nach Vorliegen des Gutachtens entschieden. Sind mehrere Träger beteiligt, ist gemäß § 15 Abs. 4 SGB IX spätestens zwei Monate nach Antragseingang zu entscheiden.

Das Bedarfsfeststellungsverfahren selbst ist seit Januar 2018 neu geregelt. Es sollen sowohl bundeseinheitliche Regelungen für die Bedarfsermittlung gelten (§ 13 i.V.m. § 118 SGB IX sowie bis 31.12.2019 zusätzlich § 142 SGB XII), als auch ein strukturiertes Planungsverfahren für die Erbringung der Leistungen durchgeführt werden (Teilhabeplan gem. § 19 SGB IX, Gesamtplanverfahren gem. §§ 117 SGB IX). Was bisher als Hilfeplan- oder Budgetkonferenz bekannt war, nennt sich nun Teilhabekonferenz (§ 20 SGB IX) oder Gesamtplankonferenz (§ 119 SGB IX). Neu ist seit 2018, dass diese Konferenzen nur noch mit Zustimmung des Antragstellers durchgeführt werden dürfen. Beide Rechtsnormen sehen dies vor. Allerdings muss der Leistungsträger dem Wunsch des Antragstellers nach einer Konferenz nicht nachkommen, wenn er dafür triftige Gründe vorweist.

Der Antragsteller hat allerdings nach dem neuen Recht einen gesetzlichen Anspruch auf eine Zielvereinbarung (§ 29 Abs. 3 SGB IX). Ist die Zielvereinbarung geschlossen, dann erlässt der beauftragte Träger den Verwaltungsakt über das Budget und erbringt das Budget in der Regel durch Leistungen in Geld, die monatlich ausgezahlt werden (§ 29 Abs. 2 SGB IX). In Ausnahmefällen wird das Budget ganz oder auch nur teilweise in Gutscheinen gewährt.

Wird die gesetzliche Verfahrensdauer überschritten und nicht entschieden, ist es möglich, nach Ablauf von sechs Monaten Untätigkeitsklage beim Sozialgericht zu erheben (§88 Abs. 1 Satz 1 SGG).

Neben der Abklärung vieler Aspekte in schriftlicher Form ist ein sehr wichtiger Faktor zum Erlangen des eigenen Persönlichen Budgets die mündliche Budgetverhandlung. Hier sollte unbedingt auf Unterstützung zugegriffen werden. Im Umgang mit Sozialbehörden ist der Begriff »Beistand« gemäß §13. Abs. 4 SGB X in Verbindung mit §20 Abs. 3 SGB IX üblich: Das Recht auf Beteiligung von Beiständen und sogar weiteren Vertrauenspersonen bekommt für Menschen mit Behinderung ab 2018 Gesetzesrang.

•

Persönliches Budget - Bedarfsfeststellung/Bemessung

Auf der Grundlage des individuellen Bedarfs ist das Persönliche Budget umfassend zu bemessen (§29 Abs. 2 Satz 6 SGB IX). Die Feststellung des Bedarfs und die Planung der individuell benötigten Leistungen bzw. Geldmittel erfolgt seit der Neuregelung im Bundesteilhabegesetz nach den §§ 13 und 19 ff sowie §§ 117 ff SGB IX und den §§ 141 ff SGB XII.

Der Vorgang ist strukturierter und individueller als noch in der ersten Phase des Rechtsanspruches auf ein Persönliches Budget 2008 bis 2017. Man erkennt, dass die Bedarfsfeststellung sich nicht auf einzelne Leistungen und Leistungserbringer beziehen darf, sondern funktionsbezogen sein muss und den behinderungsbedingten Leistungsbedarf einer Person abbilden muss: Im Fokus steht der persönliche Teilhabeanspruch, der durch geeignete Kompensation der Behinderung in den Lebensbereichen Gemeinschaft, Mobilität, Bildung und Arbeit gelebte Wirklichkeit werden soll.

An dieser Stelle tritt in der Praxis ein Problem zutage. Es gibt nämlich kein einheitliches adäquates System der Bedarfsfeststellung, das von allen Trägern angewandt wird. Jeder Träger ist dadurch für sich verpflichtet den Leistungsbedarf einschließlich des Bedarfs an Beratung und Unterstützung selbst zu ermitteln und anschließend in einem Bemessungsverfahren in einen Geldbetrag umzusetzen.

Geplant ist, ab 2018 nach den Neuregelungen in den §§ 13 ff und 117 ff. SGB IX bundeseinheitliche Verfahren zu entwickeln, damit Bedarfsbemessungen und der Ablauf der Antragsverfahren sich nicht mehr so eklatant regional unterscheiden. Die Verpflichtung der Leistungsträger, künftig alle Beteiligten an einen Verhandlungstisch zu holen, soll Abhilfe schaffen. Möglich ist aber auch, dass dies die Antragsverfahren in die Länge zieht, weil einzelne Beteiligte sich nicht kurzfristig einbestellen lassen.

Das Fehlen eines einheitlichen Systems ergibt sich daraus, dass sich die Bedarfsfeststellung immer am individuellen Bedarf orientieren muss. Pauschalierende Bedarfsgruppenbildungen sind nicht möglich, weil sich dabei keine individuelle Bedarfsfeststellung ergeben würde. Da jedoch die Feststellung eines Leistungsbedarfs in Geld erforderlich ist, sollten Aufwände zum Beispiel in Form von Personalstunden verschiedener Qualifikationsstufen dennoch pauschaliert werden, damit die Umsetzung des Gesetzes in der Praxis funktioniert.

Das Ziel dahinter ist auch, dass das Persönliche Budget die Kosten aller bisher individuell festgestellten Kosten nicht überschreiten darf (§29 Abs. 2 Satz 7 SGB IX). Auf diese Weise soll sichergestellt werden, dass beim Übergang von Sachleistungsverfahren zum Budget keine Sprünge bei den Kosten entstehen. Zwangsläufig ist das nicht anwendbar, wenn Leistungen zur Teilhabe erstmals als Persönliches Budget beantragt werden, ohne dass es zuvor Sachleistungen gegeben hat. Abweichungen sind auch dann möglich, wenn Menschen mit Behinderung mit Hilfe des Persönlichen Budgets von einer stationären Leistungsform in eine ambulante Leistungsform wechseln wollen, insofern ein Anspruch dem Grunde nach besteht. Leistungsträger ziehen an dieser Stelle gerne Kostenvergleiche mit Pflegediensten. Die dabei angeführten Zahlen sind aber teilweise reine Fiktion und dienen nur dem Zweck, die Kosten für das Persönliche Budget zu drücken.

Der Gesetzgeber hat gute Grundlagen geschaffen für Menschen mit Behinderungen, die Hilfe bei der Organisation ihres Persönlichen Budgets brauchen. Der Bedarf für Beratung und Unterstützung, die sogenannte Budgetassistenz, ist nämlich im Budget gesondert zu berücksichtigen.

(Anmerkung) Im Wortlaut des § 29 Abs. 2, Satz 6 steht: »Persönliche Budgets werden (auf der Grundlage der in Kapitel 4 getroffenen Feststellung) so bemessen, dass der individuell festgestellte Bedarf gedeckt wird und die erforderliche Beratung und Unterstützung erfolgen kann.«

Zumindest dann gilt dies, wenn diese neben der Budgetassistenz durch ergänzende unabhängige Teilhabeberatung (§32 ff SGB IX), den Träger der Sozialhilfe (§11 Abs. 2 Satz 4 SGB XII) oder den beauftragten Träger (§15 Abs. 1 SGB I) erforderlich ist. Auch durch einen gesetzlichen Betreuer kann eine Budgetassistenz erfolgen. Über die Pauschalvergütung für gesetzliche Betreuer sind sie allerdings nicht abgedeckt. Schließlich· sind Betreuer für die Hilfe bei Rechtsgeschäften verantwortlich, aber nicht für individuelle soziale Beratung und Betreuung.

Das Bedarfsfeststellungsverfahren wird in der Regel für laufende Leistungen im Abstand von zwei Jahren wiederholt. Von der Frist kann in begründeten Fällen allerdings abgewichen werden. Die Entscheidung ist für mindestens sechs Monate bindend (§29 Abs. 2 SGB IX).

•

BEISPIEL FÜR EINE BUDGETVERHANDLUNG

Berater Persönliches Budget proroba (kurz pro genannt):

pro: »Schönen guten Tag, mein Name ist ... Ich bin in Begleitung mit Herrn Müller gekommen. Wir sind Ihnen ja bereits über diverse Telefonate und über den bisherigen Schriftverkehr bekannt. Ich unterstütze die Familie Müller beim Antrag auf ein Persönliches Budget für Klaus Müller, den Sohn von Herrn Müller.«

Sachbearbeiter: »Schönen guten Tag, mein Name ist ... und ich bin der zuständige Sachbearbeiter beim Landschaftsverband. Die Ist-Situation können wir an dieser Stelle überspringen, weil wir uns im Vorfeld in Bezug auf den Antrag auf Persönliches Budget für Klaus Müller schon ausgetauscht haben.«

pro: »Einverstanden. Klaus Müller ist ja auf dem besten Weg in Kürze 18 Jahre alt zu werden und soll sich weiter verselbständigen. Auf längere Sicht gehört dazu auch, dass er in einer eigenen Wohnung oder in einer Wohngemeinschaft leben soll. Natürlich möchte Klaus Müller auch seinen altersgerechten Freizeitaktivitäten nachkommen. Ein weiterer wichtiger Punkt ist, dass die Pflege mehr und mehr von den Eltern abgekoppelt wird. Denn schließlich werden die Müllers auch nicht jünger. Klaus Müller braucht insgesamt betrachtet mehr Unterstützung durch andere Menschen bei seinem Erwachsenwerden. Die bisherige Eltern-Kind-Pflege kann nicht einfach weitergeführt werden, bis er 30 Jahre oder noch älter ist. Wir hatten für Sie einen Bedarfsplan mit dementsprechender Kostenaufstellung ausgearbeitet. Sie haben da Zweifel angemeldet und vertreten den Standpunkt, dass die Eltern einfach so weitermachen sollen wie bisher. Deshalb sind wir jetzt gemeinsam mit Herrn Müller zu Ihnen gekommen, um mit Ihnen in einem Gespräch eine Lösung zu finden, die in einer Zielvereinbarung münden soll.«

Sachbearbeiter: »Diesen Standpunkt vertreten wir auch weiterhin. Die elterliche Fürsorge geht in der Regel bis zum 25. Lebensjahr.

Man muss daher auch die moralischen Aspekte dabei betrachten. Wer Kinder in die Welt setzt, der sollte sich auch um sie kümmern. Das ist die Ansicht in unserem Haus. Da stehen wir auch alle voll dahinter. Ich wüsste an dieser Stelle jetzt nicht, wie man das entkräften könnte.«

pro: »Persönliche Ansichten wie diese sind Ihnen natürlich unbenommen. Jeder darf persönliche Ansichten vertreten und auch moralische Vorstellungen haben, aber wir sind nicht zu Ihnen gekommen, um über Moral zu verhandeln, sondern wir möchten schauen, dass die rechtlichen Gegebenheiten hier im Vordergrund stehen. Das heißt, Herr Klaus Müller hat natürlich wegen seiner Behinderung einen viel höheren Bedarf an Unterstützung, an Pflege, an Assistenz und auch Begleitung in seiner Freizeit und braucht auch jemanden, der ihm hilft, auf die Toilette zu gehen und für all die Dinge, die er nicht kann. Im Vergleich zu einem 17- oder 18-jährigen Menschen ohne Behinderung ist das natürlich mit sehr viel mehr Aufwand verbunden. Und laut Gesetz hat ein Mensch mit Behinderung das Recht auf Kompensation seiner Behinderung. Im Sozialgesetzbuch ist festgelegt, dass Klaus Müller das auch in Form eines Persönlichen Budgets bekommen kann. Das ist sein Rechtsanspruch, den er hier geltend macht. Die Familie hat ihre Sozialhilfeberechtigung nachgewiesen, so dass diese Angelegenheit auch in der Zuständigkeit des Landschaftsverbandes liegt und Sie deshalb seine Verselbstständigung und seine Eingliederungshilfe unterstützen sollen. Da sehen wir, losgelöst von Ihren moralischen Bedenken, auch vor dem 25. Lebensjahr von Klaus Müller sein Recht auf altersgerechte Entwicklungsmöglichkeiten. Diese Entwicklungsmöglichkeiten dürfen nicht erst mit 25 Jahren beginnen.«

Sachbearbeiter: Was die rechtliche Lage betrifft, da stimme ich Ihnen erst einmal zu. Uns ist aber aufgefallen, dass der Bedarf von Klaus Müller doch recht hoch angesetzt ist. In Ihrer Aufstellung ist von 16 Stunden am Tag die Rede. Sehr viel Zeit. Und was ist mit den fehlenden acht Stunden? Ich gehe jetzt einfach mal davon aus, dass diese acht Stunden die Nacht betreffen und das in dieser Zeit keine Betreuung notwendig ist. Ist das so richtig?«

pro: Klaus Müller ist nachts natürlich noch in häuslicher Pflege bei den Eltern, bei denen er ja auch noch lebt. Wie mir Herr Müller vermittelte, ist es so, dass die Eltern entschieden haben, dass sie die nächtliche Pflege auch weiterhin übernehmen. Dementsprechend geht auch das Pflegegeld weiter an die Eltern, wie das in vielen derart gelagerten Fällen üblich ist. Die Eltern wollen auf diese Weise auch ein wenig Privatsphäre für sich haben, da so nachts keine Assistenz im Haus ist. Ein Nebeneffekt ist auch, dass bei diesem Arrangement ein eingespielter und gewohnter Lebensrhythmus beibehalten wird. Am Tag soll Klaus Müller in die Schule begleitet werden, genau wie im Anschluss zu einer geförderten Berufsausbildung. Es soll ja im Entwicklungsprozess von Klaus Müller noch genau geschaut werden, was alles noch für ihn möglich ist. Eine durchgängige Begleitung, so viel steht fest, wird Klaus Müller immer nötig haben.

Sachbearbeiter:»Ihren Unterlagen ist zu entnehmen und so haben Sie es eben ja auch vorgetragen, dass die Förderung des Erwachsenwerdens und später eventuell auch eine eigene Wohnung im Mittelpunkt stehen. Wie ist das von Ihnen angedacht? Wo will Klaus Müller später hinziehen? An dieser Stelle möchte ich darauf hinweisen, dass es ja viele Einrichtungen gibt, wo Klaus Müller einziehen könnte. Diese sind sowohl betreut für Ausbildungszwecke als auch für Freizeitgestaltung. Auf diese Weise wäre es für die Eltern doch einfach, für ihren Sohn zu sorgen oder eben nicht mehr zu sorgen. Haben Sie das berücksichtigt und einkalkuliert? Damit meine ich auch geldtechnisch?«

pro:»In vielen Gesprächen hat mir Herr Müller verdeutlicht, dass Klaus Müller aus einer Situation kommt, wo alles, einfach alles von der Familie übernommen wird. Die Familie hat gemeinsam mit Klaus entscheiden, dass zunächst einmal auf eine Verselbständigung hingearbeitet werden soll. Wenn man 17 oder 18 Jahre alles nur mit den Eltern gemacht hat und alles von den Eltern geleistet bekommen hat, dann muss auch erst einmal Zeit eingeräumt werden, um diese Umstellung in Bezug auf die Verselbständigung möglich zu machen. Nur auf diese Weise kann festgestellt werden, welche Entwicklungsmöglichkeiten für Klaus Müller möglich sind. Da gibt es Gespräche mit Therapeuten, die alle parallel laufen, um Grundlagen zu schaffen. Eine Planung auf dem Reißbrett ist zum jetzigen Zeitpunkt natürlich noch nicht möglich. Klar ist nur, dass ein Heim auf keinen Fall infrage kommt. Das hat die Familie Müller von Anfang an ganz klar festgelegt. Sonst hätte die Familie ihren Sohn auch nicht die ganze Zeit bei sich behalten. Deshalb geht es an dieser Stelle nicht darum, dass er in eine Einrichtung soll. Über diese Idee können wir überhaupt nicht verhandeln, weil es diesen Wunsch nicht gibt.«

Sachbearbeiter:»Dann kommen wir doch jetzt einmal zu den ganzen Kosten, die sie für die jeweiligen Assistenten veranschlagt haben. Behandlungspflege ist ja nicht vonnöten, so dass es keine examinierten Kräfte zu geben braucht. Aber womit sind ihre Bruttoarbeitskosten pro Stunde gerechtfertigt, dass es zu einer solchen Kalkulationshöhe kommt?«

pro:»Sie sehen an dieser Stelle den Brutto-Arbeitgeberlohn. Der Mindestlohn, das ist selbstverständlich, darf nicht unterschritten werden. Für den Mindestlohn bekommen Sie aber keine Pflegekräfte auf dem Markt. Sie können die Leistungen die gebraucht und gewünscht werden nicht für den Mindestlohn kaufen. Das geht nicht. Sie ist einfach nicht erhältlich. Deshalb sind wir nicht beim Thema Mindestlohn, sondern beim Thema Marktwirtschaft. Letztlich muss da auch ein Budgetnehmer hin. Er hat ja nicht nur Lohnkosten, sondern er hat Brutto-Betriebskosten. Und da gehören ja noch einige andere Dinge hinzu. All das muss er bezahlen, damit er mit dem Persönlichen Budget auch seine Pflege sicherstellen kann.«

Sachbearbeiter:»Eine ungelernte Assistenzkraft kann aber auch weniger verdienen. Deren Stundenlohn sollte sich ja nicht am Stundenlohn einer ausgebildeten Kraft orientieren. Das dürfte an dieser Stelle ja wohl selbstverständlich sein.«

pro:»Das ist auch selbstverständlich. Allerdings braucht die Familie Müller Leute, die wissen, was sie tun. Und weder Familie Müller noch wir wollen Lohndumping betreiben. Klaus Müller ist nicht in der Lage umfangreich mitzuwirken. Das bedeutet, dass seine Assistenz Transfer leisten können muss. Diese Personen müssen Klaus Müller sichern können, ihm helfen können beim An- und Ausziehen, auf der Toilette sowie bei allen möglichen Handreichungen. Man muss Klaus Müller auch angemessen begleiten können. Und das kann nicht von jemandem gemacht werden, der gar nichts von diesem Bereich versteht. Für Klaus Müller wären Pflegehelfer oder sogar Heilerziehungspfleger sinnvoll. Wir können gerne darüber reden, ob wir einen Pflegehelfer für 11,25 Euro die Stunde brauchen oder einen Heilerziehungspfleger für 12,50 Euro pro Stunde. Wir können aber nicht darüber reden, dass jemand für den Mindestlohn von 9,25 Euro pro Stunde geholt werden kann. Das wird nicht funktionieren. Das Persönliche Budget lässt sich so nicht umsetzen, weil die Familie Müller dafür keine Leute bekommen wird.«

Sachbearbeiter:»Für die 9,25 Euro Mindestlohn haben wir einige Pflegedienste, wo die Pflegekräfte auch für genau diesen Mindestlohn angestellt sind. Also, wieso sollte das bei Ihnen nicht funktionieren?«

pro:»Wir sind kein Pflegedienst, sondern die Familie Müller wird im Persönlichen Budget im Arbeitgebermodell tätig sein. Als Arbeitgeber werden sie sich auf dem Arbeitsmarkt nach Arbeitnehmern für ihren Sohn umsehen und diese einstellen müssen. Auf diesem Gebiet besitzen wir sehr große Erfahrungen, weil wir seit 2008 für unsere Klienten im Persönlichen Budget aktiv sind. In dieser Zeit haben wir ganz genau die Entwicklung der Löhne und auch der Möglichkeiten auf dem Markt verfolgt. Und unsere Erfahrungswerte sind so und deshalb beraten wir unsere Klienten auch dahingehend, marktgerechte Betriebskosten zu kalkulieren. Genau darin sehen wir eine unserer Hauptaufgaben für unsere Klienten. Wir wissen aufgrund von unseren Erfahrungswerten sehr genau, was funktioniert und was eben nicht funktioniert. Es gibt hier das Sozialgesetz und dort gibt es einen Markt. Und da müssen wir uns in einer realistischen Weise bewegen, damit das Gesetz auch den Sinn erfüllen kann, für den es geschaffen wurde. Man muss ja auch einen Gesetzessinn in der Realität erfüllen können. Und da sehen wir uns in der Berateraufgabe und ersuchen Sie an dieser Stelle, die Brutto-Betriebskosten anzuerkennen.«

Sachbearbeiter: »Wie kommen Sie eigentlich am Schluss auf die Kosten für die Budgetbegleitung in Höhe von ...? Ihre Budgetkalkulation liegt in Höhe von ... Damit berechnen sie rund zehn Prozent der Kosten für Ihre Budgetbegleitung ein. Wie kommen Sie auf eine solche Summe, die Sie von uns beanspruchen wollen?«

pro: »Es ist grundsätzlich so, dass wir Budgetbegleitungskosten in Höhe von zehn bis zwölf Prozent kalkulieren. Im Vergleich zu Pflegediensten ist das sehr günstig. Darin sind sämtliche Leistungen enthalten. Einen Leistungskatalog haben wir Ihnen im Vorfeld zukommen lassen. Darin ist alles festgehalten, was wir den Menschen anbieten, die durch das Persönliche Budget von heute auf morgen Arbeitgeber sind. Von heute auf morgen hat man einen Betrieb und hat Personal. All das muss gesteuert und geleitet werden. Und wie gesagt, im Vergleich zu Pflegediensten sind wir günstig.«

Sachbearbeiter: »Sie ziehen den Vergleich zum Pflegedienst. Die stellen aber auch das Personal, was sie ja nicht tun.«

pro: »Wir sind über die proroba assistant GmbH behilflich, Personal zu finden. Wir unterstützen bei der Auswahl bis hin zur Vertragsgestaltung, in der die Löhne, die Arbeitszeiten und der Urlaubsanspruch geregelt sind. Darüber hinaus unterstützen wir bei der Erstellung von Dienstplänen und vielem mehr. Wir sind dabei so aufgestellt, dass der Budgetnehmer immer der Entscheider ist und auch bleibt. Daran wird sich auch nichts ändern. Wir sind im operativen Geschäft tätig. Das heißt, wir sind behilflich, wir unterstützen und wir begleiten. Wir machen sehr viel. Aber wir sind kein Pflegedienst, der einfach Personal schickt und auch noch entscheidet, welches er schickt. Im Rahmen des Persönlichen Budgets kann die Familie Müller sagen, dieser Bewerber spricht kein Deutsch und ist deshalb als Assistent für den Sohn nicht geeignet, dann stellt die Familie Müller diesen Bewerber einfach nicht ein. Ein Pflegedienst schickt einfach irgendwen. Das alles tun wir nicht. Wir übernehmen keine Entscheidungen. Das ist ein ganz elementarer Unterschied. Der Arbeitgeber ist und bleibt immer der Entscheider.«

Sachbearbeiter: »Ich habe daraus entnommen, dass Sie sich auch um Vertragsangelegenheiten kümmern. Das sind ja eigentlich rechtliche Dienstleistungen. In Ihren Schreiben wimmelt es von Paragraphen. Haben Sie eine eigene Rechtsabteilung?«

pro: »Alle von uns verwendeten Verträge und Musterverträge sind selbstverständlich von Rechtsanwälten überprüft worden. Von ausgebildeten Kaufleuten in unserem Unternehmen werden diese Musterverträge dann ausgefüllt. Bestandteil dieser Verträge sind alle dafür notwendigen Einzelkonditionen, die mit den einzelnen Arbeitgebern abgesprochen wurden. Diese Eintragungen können von Kaufleuten vorgenommen werden, weil es eine Anpassung von geprüften Musterverträgen ist. Im Hintergrund gibt es natürlich noch diverse Softwareprogramme für die Abrechnungen, Sozialversicherungsbeiträge, Steuern und allem, was dazu gehört. Ein kostenaufwendiges Programm, das den reibungslosen Ablauf ermöglicht.«

Sachbearbeiter: »Kosten dieser Art fallen nun einmal an und müssen ja nicht immer an den Kunden weitergeleitet werden.«

pro: »Zu unserer Begleitung und Beratung gehört auch, dass wir einschätzen können, in welchem Rahmen der Klient eine Budgetbegleitung benötigt. Der Auftrag zur Begleitung hin zu einem Persönlichen Budget ist ein professioneller Auftrag. Deshalb sind wir darauf ja auch spezialisiert und deshalb sind wir in diesem Bereich auch bundesweit führend. Und um an dieser Stelle wieder den Vergleich zu den Pflegediensten zu ziehen, ist es so, dass selbst die teuerste Budgetbegleitung immer noch günstiger ist als der billigste Pflegedienst. Das wissen Sie aber ja selbst viel besser, weil Sie ja die ganzen Verhandlungen mit den Pflegediensten führen und deren Kosten ganz genau kennen. Wir müssen aber nicht über die Zahlen der Pflegedienste sprechen, sondern bleiben wir bei den niveauvollen Zahlen, die hier auf dem Tisch liegen.«

Sachbearbeiter: »Warum kümmert sich die Familie Müller eigentlich nicht selbst um das Ausfüllen dieser Musterverträge? Warum schreibt sie nicht selbst die Abrechnungen? Musterverträge und nötige Programme gibt es doch überall im Internet. Ich verstehe Ihr Honorar deshalb immer noch nicht.«

pro: »Vieles ist möglich. Auch das einfache Herunterladen von irgendwelchen Musterverträgen. An dieser Stelle weiß die Familie Müller aber immer noch nicht, wie die regionale Marktlage aussieht. Ist die Familie Müller da nicht vorbereitet, wird sie auch von Bewerbern über den Tisch gezogen. Zu jedem Arbeitgebermodell gehört auch Professionalität, die am Ende auch dem Betriebsfrieden und damit dem Budgetnehmer zugutekommt.«

Sachbearbeiter: »Kommen wir wieder zurück auf den Stundenlohn von 12,50 Euro die Stunde. Wie kommen Sie auf diese Summe?«

pro: »An dieser Stelle wäre es schön gewesen, wenn Sie vor unserem Gespräch genau das getan hätten, was Sie gerade der Familie Müller empfohlen haben - nämlich sich selbst im Internet zu informieren.«

Sachbearbeiter: »Selbstverständlich habe ich mich vorher informiert.«

pro: »Gut, was ist denn bei Ihren Recherchen zu den Stundenlöhnen herausgekommen?«

Sachbearbeiter: »Meine Recherchen haben ergeben, dass es diverse Branchen gibt, wo es mit dem Mindestlohn funktioniert. Natürlich wird für gelerntes Personal mehr bezahlt. Die von Ihnen aufgeführten 12,50 Euro sind allerdings schon grenzwertig. Freizeit-Assistenzkräfte sollten unserer Meinung nach für höchstens 10,50 Euro angestellt werden.«

pro: »Wir haben schriftlich und auch während des Gesprächs klargemacht, dass mit 12,50 Euro der Heilerziehungspfleger gemeint ist und Assistenzkräfte, die in der Pflege ausgebildet sind, sehen wir in der Region bei 11,00 Euro pro Stunde. Das bedeutet, dass wir da ja auch gar nicht so weit voneinander entfernt sind. Das hört sich ja schon ganz gut an. Wir werden uns da sicherlich noch irgendwo treffen. Grundsätzlich haben Sie ja die 16 Stunden generell anerkannt. Da ist von Ihrer Seite ja gar nichts entgegnet worden. Wenn die 16 Stunden also anerkennungsfähig sind, dann kümmern sich die Eltern von Klaus Müller weiterhin die acht Stunden nachts um ihren Sohn.«

Sachbearbeiter:»Grundsätzlich ja, weil das Gutachten des Medizinischen Dienstes bei uns auf keinen Widerspruch gestoßen ist.«

pro:»Dann können wir ja jetzt die einzelnen Punkte zur Zielvereinbarung angehen ...«

•

So individuell jeder Budgetnehmer ist, so individuell gestalten sich auch die Gespräche mit den diversen Leistungsträgern, um eine Zielvereinbarung zu erstreiten und zu formulieren. Viele Gesprächsteilnehmer sind dabei kooperativ und offen für Argumente. Es kann aber auch vorkommen, dass man mit den Worten begrüßt wird: Bitte halten Sie sich kurz. Wir haben gleich Pause.«

Egal, wie kurz oder lang, wie kooperativ oder kämpferisch eine Budgetverhandlung auch verläuft, am Ende sollte ein gelungenes »Paket« geschnürt sein, damit das Persönliche Budget auch ein erfolgreiches wird. Das »Paket« wird dann in einer Zielvereinbarung schriftlich festgelegt.

•

Persönliches Budget - Zielvereinbarung

Vorgesehen ist die Zielvereinbarung – die zuvor nur in der Budgetverordnung war - im Gesetz erst seit 01.01.2018. Das macht auch Sinn, weil die Zielvereinbarung der Kontrolle von Wirksamkeit und Wirtschaftlichkeit des Persönlichen Budgets dient. Es handelt sich dabei um einen öffentlich-rechtlichen Vertrag (§53 SGB X). Die Zielvereinbarung wird zwischen der leistungsberechtigten Person und dem beauftragten Träger geschlossen. Die Person mit Behinderung hat dabei das Recht, eine Person seiner Wahl daran zu beteiligen (§13. Abs. 4 SGB X in Verbindung mit §20 Abs. 3 SGB IX).

Das kann ein Angehöriger oder eine Person aus einem Verband, einer Selbsthilfegruppe, einem Dienst, einer Einrichtung oder eine rechtliche Person sein. Muss der Mensch mit Behinderung beim Abschluss der Zielvereinbarung vertreten werden, ist noch zusätzlich ein Betreuer zu beteiligen.

Die Zielvereinbarung enthält mindestens Regelungen über die Ausrichtung der individuellen Förder- und Leistungsziele. Ebenso über die Erforderlichkeit eines Nachweises für die Bedarfsdeckung und über die Qualitätssicherung sowie über die Höhe des Budgets (§ 29 Abs. 4 SGB IX). Da das Persönliche Budget der möglichst weitgehenden Selbstbestimmung bei der Leistungserbringung dient, ist zu beachten, dass die Zielvereinbarung die Ziele und nicht die Mittel zur Zielerreichung regelt.

Die Zielvereinbarung und die Leistungserbringung durch das Persönliche Budget können von der leistungsberechtigten Person und vom beauftragten Träger jeweils aus wichtigem Grund gekündigt werden (§ 29 Abs. 4 Satz 3 SGB IX). Für die leistungsberechtigte Person ist in diesem Fall wieder der Leistungsanspruch als Sach- und Dienstleistung zu regeln. Von der Seite des Trägers kann ein wichtiger Grund zur Kündigung der Zielvereinbarung darin liegen, dass die Zielvereinbarung oder die Qualitätssicherung nicht eingehalten wurden; der Bewilligungsbescheid wird danach aufgehoben (§ 29 Abs. 4 Satz 6 und 7).

Das Bundessozialgericht hat den Rechtsanspruch auf Beratung im Persönlichen Budget nach §17 SGB IX (zur Zeit der Urteilsfindung war diese Rechtsnorm noch in Kraft, heute ist es der § 29 SGB IX) gestärkt. Durch einen Präzedenzfall ist eine Rechtsgrundlage geschaffen worden, die den Anspruch auf eine Bedarfsermittlung und eine Budgetkonferenz sichert.

Im Urteil B 1 KR 19/15R vom 8.3.2016 ist wörtlich formuliert:

»Die Entscheidung des zuständigen Leistungsträgers (...) über das PB setzt voraus, dass der individuelle Bedarf des Berechtigten beraten (...), festgestellt (...) und eine zuvor beratene Zielvereinbarung mit dem Berechtigten geschlossen ist (...).«

Es geht dem Gericht also ganz klar darum, dass der individuelle Bedarf festgestellt wird. Der Leistungsträger soll eben nicht, wie so oft geschehen, einfach eine stationäre Unterbringung vorschlagen, weil diese kostengünstiger ist oder sich an den »Leistungskomplexen« der Pflegedienste orientieren. Es geht um den persönlichen Bedarf des Menschen, der den Alltag stellt.

Darüber soll in einer Budgetkonferenz verhandelt werden. Das Recht darauf, persönlich angehört zu werden, ist im deutschen Recht fest verankert und im Verwaltungsverfahren für das Sozialrecht noch einmal extra genannt. Es ist also nur logisch, dass vom Bundessozialgericht diese Gelegenheit genutzt wird, den Rechtsanspruch auf Anhörung zu bestätigen. Der Berechtigte muss gehört werden.

In der Budgetverordnung steht wörtlich in §3 Abs. 3: (Anmerkung: Die Budgetverordnung ist seit 1.1.2018 außer Kraft, die Zielvereinbarung hat Gesetzesrang erhalten § 29 Abs. 4 SGB IX)

»Der Beauftragte und, soweit erforderlich, die beteiligten Leistungsträger beraten gemeinsam mit der antragstellenden Person in einem
trägerübergreifenden Bedarfsfeststellungsverfahren die Ergebnisse der
von ihnen getroffenen Feststellungen sowie die (...) abzuschließende
Zielvereinbarung. An dem Verfahren wird auf Verlangen der antragstellenden Person eine Person ihrer Wahl beteiligt.«

Der letzte Satz entspricht dem Recht auf einen Beistand im Sozialrecht. Das Bundessozialgericht hat also bereits damals nichts wirklich
Neues festgestellt. Es hat lediglich die Position des Budgetberechtigten
gestärkt. Diese Stärkung des Anspruchs auf individuelle Bedarfsprü-
fung, Beratung und Verhandlung war jedoch dringend an der Zeit.

Dieses Urteil ebnet den Weg zur Anerkennung der Budgetassistenz
von der Anspruchsdurchsetzung bis zur Qualitätssicherung für Budgetnehmer. Im neuen Bundesteilhabegesetz wird dieser Anspruch noch
nicht so klar definiert, wie es wünschenswert wäre, aber der Teilha-
begedanke wird gestärkt. Das gibt der professionellen Budgetbegleitung Stoff für neue und bessere Argumentationen zum Vorteil der
Berechtigten.

•

Wie sollte eine perfekte Zielvereinbarung aussehen?

Eine Zielvereinbarung sollte im Grunde genommen »schmal« sein. Denn sie sollte eine Plattform bilden, auf der der Mensch mit Behinderung sein Leben selbstbestimmt gestalten kann. Auch Richter sehen das immer häufiger so. Die Kernpunkte dazu sind eigentlich nur

1. die Ausrichtung der individuellen Förder- und Leistungsziele, (Was soll erreicht werden? Wozu ist das Geld da?)

2. die Erforderlichkeit eines Nachweises für die Deckung des festge stellten individuellen Bedarfs sowie

3. die Qualitätssicherung, (Damit der Leistungsträger überprüfen kann, ob die Ziele erreicht wurden. Das kann durch einen Arzt, Pädagogen oder dem MDK er mittelt werden.)

4. die Höhe der Teil- und des Gesamtbudgets. Letzter Bestandteil ist dann noch der Zeitrahmen, in dem die Ziel vereinbarung gültig ist.

Fünf Punkte, die theoretisch und auch praktisch schnell abzuwickeln wären. Die Träger ihrerseits schaffen es aber überwiegend, ein gewaltiges Regelwerk aus den Zielvereinbarungen zu machen, die bei genauerer Betrachtung voller Vorschriften und damit voller Einschränkungen sind. Und das, obwohl das Ziel des Persönlichen Budgets ein selbstbestimmtes und eigenverantwortliches Leben ermöglichen soll. Da werden Stundenlöhne vorgeschrieben, die den Verhandlungsspielraum deutlich einengen. Teilweise wird die Rolle des Budgetnehmers als Arbeitgeber damit untergraben. Oder unter dem Deckmäntelchen der Qualitätssicherung werden Vorschriften über die Qualifizierung des Personals gemacht, die so im Gesetz nicht vorgesehen sind. Damit wird es den Betroffenen schwieriger gemacht, Personal zu finden. So wird aus einer Zielvereinbarung, die ursprünglich eine Plattform bilden sollte, ein mitunter eng anliegendes Regelwerk, das der Selbstbestimmung nicht genug Raum lässt.

Hier nun drei Beispiele zum Thema *Zielvereinbarung*, die nicht so »schmal« sind und die als »Normalfälle« angesehen werden können. Der Charakter des Persönlichen Budgets, bestimmt von Selbstbestimmung und Eigenständigkeit, ist in ihnen nur noch verzehrt zu finden:

1. Amt für Soziales

2. Krankenkasse

3. Landschaftsverband

AMT FÜR SOZIALES (BEISPIEL)

Zielvereinbarung Persönliches Budget

Das Budgetvolumen umfasst einen monatlichen Betrag in Höhe von …€.
Ein Bescheid wird gesondert erlassen.

Es wird ein monatlicher Betrag von …€ für die Hilfe zur Pflege (=37%)
und …€ für die Eingliederungshilfe (63%) im Rahmen eines Persönlichen
Budgets erbracht.

Grundlage ist die von der Budgetassistenz-Beratungsfirma erstellte Kos-
tenkalkulation mit einem durchschnittlichen Pflege- und Hilfebedarf von
14 Stunden pro Tag.

Zwischen Frau …
und dem Land …, vertreten durch das Amt für Soziales, als zuständiger
Leistungsträger für das Persönliche Budget
wird zur Erbringung von Leistungen
- nach § 53 ff. SGB XII (Eingliederungshilfe zur Teilhabe am Leben in der
Gemeinschaft)

und
- nach § 61 Abs. 2 SGB XII Hilfe zur Pflege

in Form eines Persönlichen Budgets (§ 29 Abs. 4 SGB IX) die folgende
Zielvereinbarung geschlossen:

1. Geltungsdauer

Die Zielvereinbarung wird für die Zeit von … bis … geschlossen.

2. Individuelle Förder- und Leistungsziele

Das Persönliche Budget ist bestimmt für die Hilfe zur Pflege und die indi-

viduelle Teilhabe am Leben in der Gemeinschaft. Die Hilfe zur Pflege ist die am individuellen Bedarf orientierte Hilfe bei den täglichen Verrichtungen, bestimmt durch die Lebensrealität des auf Hilfe zur Pflege angewiesenen Menschen. Das Persönliche Budget dient der eigenständigen Gestaltung des Alltags in der eigenen Wohnung. Es ermöglicht das weitestgehend unabhängige und selbstbestimmte Leben der zu pflegenden Person. Diese Form der Hilfe zur Pflege sowie der Eingliederungshilfe ist eine vom Budgetnehmer bewusst gewählte Versorgungsform.

Erforderlich ist sowohl personelle Kontinuität als auch Flexibilität in der Leistungserbringung, die erreicht wird durch Hilfen aus einer Hand (d.h. alle während des Einsatzes anfallenden Arbeiten werden von einer Person verrichtet). Die Hilfen sind insbesondere

- im Bereich der Körperpflege (Waschen, Duschen, Baden, Zahnpflege, das Kämmen, die Darm- und Blasenentleerung, ect.)

- Hilfen im Haushalt (Einkaufen, Kochen, Spülen, Wäsche waschen, Reinigen der Wohnung etc.)

- Im Bereich der Ernährung (mundgerechte Zubereitung, Hilfe bei der Aufnahme der Nahrung)

- Mobilitätshilfen (Aufstehen und Zubettgehen, An- und Auskleiden, Gehen, Verlassen und Wiederaufsuchen der Wohnung, etc.)

- Einzelfallhilfe für die Teilnahme am gesellschaftlichen Leben: (Gesprächspartner, Freizeitgestaltung (z.B. Ausflüge, Sparziergänge, Reisen), Teilhabe am kulturellen Leben (Theater, Kino, Museen etc.), Aktivierung von Selbsthilfepotenzialen (z.B. Kochen), persönliche Besorgungen, Besuch von Selbsthilfegruppen

Entscheidendes Kriterium des Budgetnehmers ist das Recht, des auf Assistenz angewiesenen Menschen, seine Assistenten selbst anzuleiten und deren Einsatz zu organisieren und somit das Recht, die Arbeitsinhalte und -umstände zu bestimmen, d. h.

- *welche/r Assistent/in die Tätigkeit ausführt,*

- *welche der o.a. Tätigkeiten verrichtet werden,*

- *wann die o.a. Tätigkeiten verrichtet werden,*

- *wo die o.a. Tätigkeiten verrichtet werden,*

- *wie die o.a. Tätigkeiten verrichtet werden.*

Das monatliche Pflegegeld in Höhe von ...€ ist in dem monatlichen Budgetbetrag von ...€ berücksichtigt.

Die Leistungen im Rahmen der Hilfe zur Pflege und der Eingliederungshilfe dienen der Sicherstellung einer bedarfsgerechten Persönlichen Assistenz im Rahmen eines Arbeitgebermodells, mit der dem Budgetnehmer eine selbstbestimmte und gleichberechtigte Teilhabe am Leben in der Gesellschaft ermöglicht werden soll.

Das Persönliche Budget wird jeweils zum 1. eines Monats auf das Konto ... überwiesen.

3. Nachweis

Das Persönliche Budget ist zweckgebunden und darf nur für die Erreichung der vereinbarten Ziele verwendet werden.

Zur Zielerreichung dienen auch Mittel aus dem Persönlichen Budget, die für Beratung und Unterstützung zur Ausübung der Arbeitgeberfunktion dienen, ebenso wie Mittel, die für die Planung, Begleitung, Organisation und Abrechnung der Pflege (Regiekosten) verwendet werden.

Der Budgetnehmer weist die zweckentsprechende Verwendung am Ende der Geltungsdauer nach.
Als Nachweis ist für den Abrechnungszeitraum eine monatliche Gegenüberstellung der Einnahmen und Ausgaben einzureichen, die ausga-

benseitig die jeweiligen Kostenbestandteile nach Art und Umfang sowie den Saldo ausweist. *Personalkosten können als Gesamtsumme darge-stellt werden, wenn weitgehende Kontinuität beim eingesetzten Perso-nal bestanden hat und die Abrechnung über ein Lohnbüro erfolgt ist. In Ergänzung dazu sollten Kontoauszüge vorgelegt werden. Geleistete Betreuungsstunden sind monatsbezogen über den Dienstplan nachzu-weisen und ihre Erbringung von dem Budgetnehmer durch Unterschrift zu bestätigen.*

4. Qualitätssicherung

Der Budgetnehmer erklärt sich mit einer Überprüfung der Pflegequali-tät einverstanden. (Pflegeberatung gem. § 37 Abs. 3 SGB XI).

Ein wichtiges Kriterium der Qualitätssicherung stellt die Nutzerzufrie-denheit dar.

Zur Sicherung der Qualität wird des Weiteren der zuständige Sozial-dienst zur Hilfe zur Pflege und zur Eingliederungshilfe Stellung nehmen.

Die Ausführung der Leistungen wird von Privatpersonen durchgeführt, die für die Erbringung der Pflege und Einzelhilfe geschult sind. Eine Ver-tretung ist geregelt.

5. Beratung und Unterstützung

Die Firma »proroba« in Düsseldorf berät und unterstützt den Budget-nehmer bei der Ausübung der Arbeitgeberfunktion und den damit ver-bunden Pflichten. Über die Firma »proroba« erfolgt die Abrechnung der Budgetassistenz.

Zur weiteren Beratung und Unterstützung stehen der/die zuständige Fallmanager/Fallmanagerin sowie der zuständige Arzt oder Ärztin so-wie Sozialarbeiter/Sozialarbeiterin (Gesundheitsamt) zur Verfügung.

6. Überprüfung der Zielvereinbarung

Die gemeinsame Überprüfung der Zielvereinbarung erfolgt am Ende der Geltungsdauer.

7. Budgetanpassung

Stellt sich während der Inanspruchnahme des Persönlichen Budgets heraus, dass die tatsächlichen Kosten zur Deckung des Bedarfs den Budgetbeitrag übersteigen oder unterschreiten, ist eine Anpassung des Budgets zu prüfen.

Eine Budgetanpassung kann grundsätzlich nur für die Zukunft erfolgen. Nicht benötigte Beiträge des Persönlichen Budgets sind nach Ablauf der Geltungsdauer dieser Zielvereinbarung an den Beauftragten zurückzuzahlen.

8. Kündigung

Beide Partner können die Zielvereinbarung aus wichtigem Grund auch mit sofortiger Wirkung schriftlich kündigen, wenn ihnen die Fortsetzung nicht zumutbar ist. Ein wichtiger Grund kann für den Budgetnehmer insbesondere in der persönlichen Lebenssituation liegen. Für den Beauftragten kann ein wichtiger Grund dann vorliegen, wenn der Berechtigte die Vereinbarung, insbesondere hinsichtlich der zweckentsprechenden Verwendung des Budgets, des Nachweises zur Bedarfsdeckung und der Qualitätssicherung nicht einhält oder eine notwendige Budgetanpassung nicht zustande kommt. Bevor die Kündigung durch den Beauftragten ausgesprochen wird, soll der Berechtigte Gelegenheit erhalten, sich zum Sachverhalt zu äußern.

Der Anspruch auf notwendige Hilfe bleibt erhalten. Über die Art der Hilfegewährung wird neu entschieden.

●

KRANKENKASSE (Beispiel)

Zielvereinbarung

zwischen

...

in Zusammenarbeit mit der Budgetassistenz-Firma ...

und

...

für die Bewilligung eines Persönlichen Budgets nach § 29 SGB IX.

Es wird folgende Zielvereinbarung geschlossen:

1. Ziele des Persönlichen Budgets

1.1. Ziel der Leistungsgewährung in Form eines Persönlichen Budgets ist es, dem Budgetnehmer ein selbstbestimmtes Leben und die Teilhabe am Leben in der Gemeinschaft zu ermöglichen.

1.2. Die Beteiligten wirken darauf hin, dass die Leistungen insgesamt wirksam und wirtschaftlich erbracht werden.

2. Individuelle Förder- und Leistungsziele

2.1. Das Persönliche Budget umfasst folgendes Grundsatzziel:

- Sicherstellung der häuslichen Krankenpflege

2.2. Der Inhalt bestimmt sich nach folgender gesetzlicher Vorschrift:

- § 37 Abs. 2 SGB V

2.3. Das Persönliche Budget umfasst folgende konkreten Ziele/Teilziele:

- Organisation der häuslichen Krankenpflege (Behandlungspflege)

- Vermeidung einer stationären Krankenhausbehandlung

- Sicherstellung des Ziels der ärztlichen Behandlung

3. Feststellung der Bedarfe und Leistungserbringung

3.1. Der Bedarf ergibt sich aus der Verordnung über Leistungen der häuslichen Krankenpflege.

3.2. Zum Erreichen der Ziele sind folgende Leistungen, auf Basis der Verordnung aus der Vergangenheit, erforderlich:

Beatmungspflege (täglich) bis zu 22 Stunden

Absaugen (täglich) bei Bedarf

Inhalation (täglich) bei Bedarf

Schleimkontrolle (täglich) bei Bedarf

Vitalkontrolle (täglich) bei Bedarf

3.3. Die Durchführung der häuslichen Krankenpflege nach § 37 SGB V wird selbst sichergestellt. Die Leistungen werden durch folgende Personen erbracht, die nicht im selben Haushalt mit dem Budgetnehmer leben:

Name:

Vorname:

Anschrift:

Der Budgetnehmer hat dafür Sorge zu tragen, dass die Pflegeperson in die auszuführenden Leistungen umfassend eingewiesen und bei Bedarf entsprechend geschult wird. Die fachliche Eignung der qualifizierten examinierten Pflegefachkräfte ist der Krankenkasse vor der ersten Auszahlung des Budgets in geeigneter Form nachzuweisen.

3.4. Als Pflegefachkräfte, die selbstständig und eigenverantwortlich die fachpflegerische Versorgung sicherstellen, werden anerkannt:

- examinierte/r Gesundheits- und Krankenpfleger/in,
- Kinderkrankenpfleger/in,
- Altenpfleger/in

4. Zahlung und Höhe des Persönlichen Budgets

Das Persönliche Budget wird als Geldleistung ausgeführt, bei laufender Geldleistung monatlich im Voraus. Die Höhe des Persönlichen Budgets wird im Bescheid über die Bewilligung des Persönlichen Budgets festgestellt, der nach Abschluss der Zielvereinbarung erlassen wird.

Die Höhe des monatlichen Persönlichen Budgets richtet sich nach den Abrechnungen aus dem Jahr ... und ... Eine angemessene Aufwandsentschädigung für die Dienstleistung des Budgetassistenz-Unternehmens wird durch die Krankenkasse berücksichtigt.

5. Mittelverwendung und Nachweisführung

5.1. Der Budgetnehmer verpflichtet sich, die Mittel aus dem Persönlichen Budget zur Deckung des unter Nr. 3 genannten Bedarfs und unter Beachtung der sich daraus ggf. ergebenden Arbeitgeberverpflichtungen zu verwenden. Die Mittel sind zweckentsprechend dieser Zielvereinbarung zu verwenden.

5.2 Der Budgetnehmer verpflichtet sich, der Krankenkasse Änderungen in den Verhältnissen, die Auswirkungen auf das Persönliche Budget haben, unverzüglich mitzuteilen.

5.3. Eine Überprüfung der Mittelverwendung erfolgt Anfang ... im Rahmen eines Telefonats zwischen Budgetnehmer und der Krankenkasse. Der Krankenkasse sind halbjährlich entsprechende Kostennachweise vorzulegen (z.b. auf den Budgetnehmer ausgestellte Rechnungen/Quittungen der Pflegeperson, Meldungen an die Sozialversicherungen, Meldungen an die Finanzämter).

6. Budgetanpassung

6.1. Bei jeder Überprüfung der Zielvereinbarung ist zu klären, ob - und wenn ja, in welcher Höhe - die tatsächlichen Kosten das bewilligte Budget über- oder unterschreiten.

6.2. Wird festgestellt, dass Differenzbeträge ohne zweckentsprechende Nutzung vorliegen und das Budget somit zu hoch bewilligt wurde, ist das Budget entsprechend anzupassen.

6.3. Stellt sich während der Inanspruchnahme des Persönlichen Budgets heraus, dass die tatsächlichen Kosten zur Deckung des Bedarfs den Budgetbetrag aus sachlichen Gründen übersteigen, ist eine Anpassung des Budgets zu prüfen.

7. Maßnahmen und Qualitätssicherung

7.1. Zur Qualitätssicherung führen die Krankenkasse und der Budgetnehmer ein Gespräch über die Zufriedenheit mit den erhaltenen Budgetleistungen und darüber, ob und in welchem Umfang die unter Punkt 2 formulierten Ziele erreicht wurden.

8. Beratung und Unterstützung bei der Verwendung
des Persönlichen Budgets

8.1. Der Budgetnehmer entscheidet in eigener Verantwortung, ob, wie, wo und von wem er sich beraten lässt.
8.2. Die Budgetberatung durch die Krankenkasse ist für den Budgetnehmer kostenfrei. Sofern der Budgetnehmer kostenpflichtige Budget-

beratung und/oder -unterstützung durch einen anderen Anbieter in Anspruch nimmt, sind die anfallenden Aufwendungen aus den Geldleistungen des Persönlichen Budgets zu finanzieren (§ 29 Abs. 2 Satz 6 SGB IX).

9. Geltungsdauer/vorzeitige Beendigung/Kündigung

9.1. Diese Zielvereinbarung wird für den Zeitraum ... bis ... geschlossen.

9.2. Diese Zielvereinbarung kann vor Ablauf der Geltungsdauer mit sofortiger Wirkung aus wichtigem Grund gekündigt werden (§ 29 Abs. 3, Satz 4 SGB IX). Ein wichtiger Grund liegt insbesondere vor, wenn sich die persönlichen Lebensumstände des Budgetnehmers so grundlegend verändert haben, dass ihm die Ausführung der Leistungen zur Teilhabe in Form des Persönlichen Budgets nicht mehr zumutbar ist.

9.3. Ein wichtiger Kündigungsgrund auf Seiten der Krankenkasse liegt insbesondere dann vor, wenn der Budgetnehmer das Budget zweckwidrig verwendet. Das Gleiche gilt, wenn der Budgetnehmer der Verpflichtung zur Nachweiserbringung nicht nachkommt.

9.4. Bevor die Kündigung durch die Krankenkasse ausgesprochen wird, ist der Budgetnehmer anzuhören (§ 24 SGB X). Hiervon kann bei besonderer Eilbedürftigkeit oder dem Verdacht auf strafbare Handlungen abgesehen werden.

●

LANDSCHAFTSVERBAND (BEISPIEL)

(gekürzt)

Zielvereinbarung Persönliches Budget

gemäß

§ 4 der Budgetverordnung

zwischen

...

und

...

wird zur Erbringung von Leistungen zur Teilhabe (Eingliederungshilfeleistungen) des Landschaftsverbandes in Form eines Persönlichen Budgets (§ 29 SGB IX) folgende Zielvereinbarung geschlossen:

1. Individuelle Förder- und Leistungsziele

1.1. Ziel des Persönlichen Budgets ist es, Frau ... in eigener Verantwortung ein möglichst selbstbestimmtes Leben und die Teilhabe am Leben in der Gemeinschaft zu ermöglichen.

1.2. Durch das Persönliche Budget wird der individuelle festgestellte Bedarf gedeckt.

1.3. Das Persönliche Budget dient der Finanzierung von Maßnahmen, die zur Erreichung der folgenden Ziele notwendig sind:

- Frau ... lebt in einem Jahr noch immer in ihrer Wohnung und erhält dort die notwendige Unterstützung.

- Frau ... nimmt weiterhin regelmäßig an strukturierten Gruppenangeboten des Integrationsmodells ... teil und erhält ihren Bekanntenkreis. Außerdem gestaltet Frau ... ihre Tagesstruktur selbst und kann spontan

entscheiden, was sie unternimmt.

- Frau ... erhält auch nachts Hilfe.

*- Frau ... kommt ihren Arbeitgeberpflichten nach und erfüllt die Quali-
tätsvorgaben dieser Zielvereinbarung.*

2. Erforderliche Leistungen zur Deckung des Bedarfs

2.1. Zur Zielerreichung sind folgende Leistungen erforderlich:

*- Ziel 1: 3 Fachleistungsstunden pro Woche erbracht durch das Integra-
tionsmodell ... Diese Stunden sind nicht Teil des Persönlichen Budgets.
Zusätzlich noch 49 Stunden Pflegeassistenz á ...€ wöchentlich.*

- Ziel 2: 49 Stunden Freizeitassistenz á ...€ wöchentlich.

- Ziel 3: 14 Stunden Pflegeassistenz á ...€ wöchentlich.

*Es ergibt sich somit ein Gesamtbedarf von ...€ monatlich. Von diesem
Betrag wird noch das Pflegegeld für selbstbeschaffte Pflegehilfe nach §
37 SGB XI in Höhe von ...€ monatlich abgezogen. Hinzu kommt ein um
2/3 gekürztes Pflegegeld in Höhe von ...€ (vgl. § 63b SGB XII). Weiterhin
müssen die monatlichen Kosten in Höhe von ...€ bzgl. der Notwendigkeit
eines Personalraumes für eine Pflegekraft im Wohnsetting von Frau ...
berücksichtigt und mit einbezogen werden. Die Budgetsumme beläuft
sich somit auf insgesamt ...€.*

*2.2. Die Feststellung der Bedarfe und die Höhe der Vergütung basieren
auf dem Hilfeplan vom ... sowie der telefonischen Vereinbarung zwischen Frau ... und Frau ... von der Firma»proroba« Düsseldorf ... bezgl.
der Hilfen zum Persönlichen Budget für Frau ...*

3. Beratung und erforderliche Unterstützung

3.1. Das Fallmanagement des Landesverbandes, die Anlaufstellen des Landesverbandes - die Koordinierungs-, Kontakt- und Beratungsstellen sowie die Sozialpsychiatrischen Zentren -, die gemeinsamen Servicestellen der Rehabilitationsträger und die Selbstvertreterverbände von Menschen mit Behinderungen beraten bei der Beantragung eines Persönlichen Budgets.

3.2. Grundsätzlich geht der Landesverband davon aus, dass mit dem Persönlichen Budget erforderliche Leistungen an Beratung und Unterstützung bei der Verwendung eines Persönlichen Budget finanziert sind (§29 Abs. 2 Satz 6 SGB IX).

3.3. Sollte bei der Verwendung und Verwaltung des Persönlichen Budgets darüber hinausgehende Unterstützung erforderlich sein, so können in Ausnahmefällen bis zu 5% der monatlichen Budgetsumme als bedarfsdeckende Leistung für Budgetunterstützung bewilligt werden, auf gesondertem Nachweis ggf. im Einzelfall darüber hinausgehende Beträge.

...

●

Ist die Zielvereinbarung zustande gekommen, erfolgt auf ihrer Basis ein Bescheid, der den offiziellen Start des Persönlichen Budgets einläutet. Ein langer und beschwerlicher Weg ist bis dahin beschritten worden. Und vieles dabei könnte um so vieles einfacher sein!

●

BEWILLIGUNGSBESCHEID

(Beispiel)

Ihr Antrag auf Persönliches Budget gem. § 29 Neuntes Buch Sozialgesetzbuch (SGB IX) vom ...

Sehr geehrte Frau ... / Sehr geehrter Herr ...

*auf Ihren Antrag vom ... auf Leistungen im Rahmen des Persönlichen
Budgets ergeht auf Grundlage des § 29 SGB XI nachfolgender Gesamtbescheid über Leistungen der Teilhabe am Arbeitsleben, der Teilhabe
am Leben in der Gemeinschaft und aufstockende Leistungen zur häuslichen Pflege.*

*Die Bundesagentur für Arbeit (BA) ist gem. § 14 SGB IX zuständiger
Reha-Leistungsträger für den Erlass dieses Bescheides.*

*Dieser Bescheid ergeht insofern im eigenen Namen sowie im Auftrag
des Landratsamtes ...*

*Die Höhe des Ihnen nach Maßgabe der nachfolgenden Regelungen zur
Verfügung stehenden Gesamtbudgets beträgt für den Zeitraum vom ...
bis ... insgesamt ... Euro.*

*Das Gesamtbudget umfasst als trägerübergreifendes Budget folgende
Leistungen zur Teilhabe am Arbeitsleben:*

Arbeitsassistenz (§ 112 Abs. 1 SGB III i.V. m. § 33 Abs. 8 Nr. 3 SGB IX)

*Das Gesamtbudget umfasst als Teilbudgets
Leistungen der Agentur für Arbeit ... als Arbeitsassistenz gemäß § 112
Abs. 1 SGB III i.V.m. § 49 Abs. 8 Nr. 3 SGB IX in Höhe von ... Euro.
Leistungen des Landratsamtes ... als Leistungen zur Teilhabe am Leben*

der Gemeinschaft gemäß der Paragraphen 53 und 54 SGB XII i.V.m. §§76 ff. i.V.m. §§ 113 ff. SGB IX in Höhe von ... Euro. Leistungen des Landratsamtes ... als aufstockende Leistungen für häusliche Pflege gemäß den Paragraphen 61 und 63 SGB XII in Höhe von ... Euro.

Die Feststellung der einzelnen leistungsbegründeten Bedarfe erfolgte im Rahmen der Trägerkonferenz am ... durch die Agentur für Arbeit ... und das Landratsamt ...

Die Zielvereinbarung ist ein verbindlicher Bestandteil dieses Bescheides und in Kopie als Anlage beigefügt. Die gesamte Überprüfung der in der Zielvereinbarung vereinbarten individuellen Förder- und Leistungsziele sowie die sachgerechte Verwendung der Fördermittel erfolgt wie in der Zielvereinbarung festgehalten. Auch die näheren Einzelheiten zu den individuellen Förder- und Teilhabezielen, zur Qualifizierung, zur Nachweiserbringung und zum Bedarf an Beratung und Unterstützung entnehmen Sie bitte der Zielvereinbarung.

Die bewilligten Leistungen zur Teilhabe am Leben in der Gemeinschaft beinhaltet die Begleitung zu Freizeitaktivitäten wie zum Beispiel Theaterbesuche, Kino, Vorträge, Spaziergänge. Der Verwendungsnachweis ist in tabellarischer Form zu führen (Datum / Art der Assistenz/ Leistungserbringer/Zeitaufwand/Kosten). Die Leistungen der Hilfe zur Pflege ermöglichen die Sicherstellung der erforderlichen pflegerischen und hauswirtschaftlichen Versorgung. Der Verwendungsnachweis ist in tabellarischer Form zu führen.

Das Persönliche Budget in Höhe von ... Euro wird Ihnen unter Berücksichtigung des bereits gezahlten Vorschusses in Höhe von ... Euro in einer Gesamtsumme auf das von Ihnen angegebene Konto ... überwiesen. Sie sind verpflichtet, die Agentur für Arbeit zu benachrichtigen, wenn die in der Zielvereinbarung vereinbarten Ziele nicht mehr zu erreichen oder ernsthaft gefährdet sind.

Dieser Bescheid kann ganz oder teilweise aufgehoben oder widerrufen werden, wenn Sie unrichtige Angaben über wesentliche Tatsachen gemacht haben, Sie gegen Ihre Mitwirkungspflichten verstoßen oder wenn Sie die Förderbeträge nicht für die angegebenen Zwecke verwenden.

Gegen diesen Bescheid ist der Widerspruch zulässig. Der Widerspruch ist schriftlich oder zur Niederschrift bei der oben bezeichneten Dienststelle einzureichen und zwar binnen eines Monats, nachdem Ihnen der Bescheid bekannt geworden ist.

Gegenstand Ihres Widerspruchs können sein

- der Gesamtbescheid als solcher

- die mit den Teilbudgets verbundenen Leistungen

Mit freundlichen Grüßen

●

Fazit

»Die Fürsorge muss sterben ...
Damit es einfacher wird!«

Ein provokanter Satz, mit dem ich bereits auf verschiedenen Veranstaltungen kontroverse Diskussionen ausgelöst habe. Als Vater und Großvater käme es mir selbstverständlich niemals in den Sinn, die Fürsorge an Angehörigen und Mitmenschen im Sinne liebevollen Kümmerns und Versorgens infrage zu stellen. Ich richte diesen Satz ausschließlich gegen die »industrialisierte« und »mechanisierte« Fürsorge, die sich zwar auf die gesellschaftliche Pflicht beruft, in Wirklichkeit aber Wirtschaftsziele verfolgt. Diese Fürsorge scheint erst sterben zu müssen, bis es wirklich besser wird!

So radikal und befremdlich sich diese Aussage trotzdem noch für den einen oder anderen anhören mag, so folgerichtig ist er aber bei näherer Betrachtung. In meinem Vorwort brachte ich meine Faszination für die Menschen zum Ausdruck, die das Leben vor besondere Herausforderungen gestellt hat. Die in diesem Buch vorgestellten Personen, so werden mir zweifellos alle Leserinnen und Leser bestätigen, sind Lebens- und Überlebenskünstler, von denen wir alle lernen können.

Freude, Glück, Zufriedenheit und Erfolg, so ist es bei jedem deutlich spürbar, sind nicht von einem unversehrten Körper abhängig. Jeder von einer Behinderung Betroffene und jeder Angehörige, der hier zu Wort kommt, hat erfolgreich die Herausforderung angenommen und die Verzweiflung beiseitegeschoben. Es wurde der Wille gewählt, statt dem Selbstmitleid. Und immer galt, das Beste daraus zu machen und einen Weg zu finden und zu beschreiten, der zur Selbstbestimmung und Erfüllung führt.

Das Persönliche Budget hat sich in der Praxis bewährt. Nicht nur im Bereich der Qualität für die Menschen, die das Persönliche Budget für sich oder ihre Angehörigen in Anspruch nehmen, sondern auch bei der Lebenserwartung. Für mich ist das eine der herausragendsten Erkenntnisse, die ich in zehn Jahren Persönliches Budget gewinnen konnte: Mit persönlichen Assistenten wirkt die Pflege so gut, dass die Lebenserwartung ganz andere Dimensionen als bei der stationären Pflege erreicht. Schwer- oder Schwerstpflegefälle leben dort im Durchschnitt sechs bis zwölf Monate. Die »Todgesagten« unter unseren Klienten leben losgelöst von solchen Zahlen. Die Teilhabe und Pflege im familiären Umfeld mit persönlichen Assistenten, die sich Zeit nehmen und mit Mitgefühl und Aufmerksamkeit ihre Aufgaben erfüllen können, wirkt eindeutig. Die Hauptmedizin für einen Menschen sind halt Menschlichkeit und Wohlbefinden.

Die Schaffung der Grundlagen dafür - die Genehmigung des jeweiligen Persönlichen Budgets - war dabei viel zu oft ein langwieriger Akt.

Nicht nur meine beruflichen Erfahrungen, sondern auch umfangreiche Forschungsstudien wie sie zum Beispiel von Anke Kampmeier (Professorin für Sozialpädagogik), Stefanie Kraehmer (Professorin für Sozialpolitik) und Stefan Schmidt (M.Sc. Gesundheits- und Pflegewissenschaftler) im Buch »Das Persönliche Budget - Selbständige Lebensführung von Menschen mit Behinderungen« zusammengetragen wurden, zeigen, dass das Persönliche Budget als Leistungsform in Deutschland mit vielen Hindernissen verbunden ist.

Und das, obwohl sich nach dem Jahrtausendwechsel das Bild von Menschen mit Behinderungen in der Sozialgesetzgebung verändert hat: Teilhabe statt Fürsorge heißt das Leitbild!

Fort- und Weiterbildungen zur Anwendung Persönlicher Budgets, um das neue Leitbild zu etablieren, finden allerdings kaum statt. Ein echtes Problem nicht nur bei der Beantragung eines einfachen Persönlichen Budgets bei einem einzigen Träger wie der Sozialhilfe, Krankenkassen, Rentenversicherungsträger und Träger der Altersicherung der Landwirte, Unfallversicherungsträger, Träger der Kriegsopferversorgung/-fürsorge, Kinder- und Jugendhilfeträger, Integrationsamt, Bundesamt für

Arbeit und Pflegekassen, sondern besonders dann, wenn bei der Leistungserbringung ein trägerübergreifendes Persönliches Budget beantragt wird. Die Organisation und das Management eines Persönlichen Budgets bringen viel Arbeit mit sich, auch weil jeder Fall ganz individuell betrachtet werden muss. Für die über Jahrzehnte an die Fürsorge gewöhnten Träger ist dies eine große Herausforderung, die nicht überall auf die gewünschte und nötige Gegenliebe stößt. Es ist einfach für viele Mitarbeiter dieser Träger viel zu verführerisch, den Menschen mit Behinderung weiterhin als passives Objekt der Fürsorge zu betrachten, als ihn als das anzusehen, was er in Wirklichkeit ist und als das, was ihn das Sozialgesetzbuch IX als Recht gewährt: ein aktives Subjekt der eigenen Lebensgestaltung.

Als der deutsche Gesetzgeber nach jahrzehntelangem Drängen von Menschen mit Behinderungen endlich diesen Weg am 1. Januar 2008 einschlug, schuf er damit eine Ebene, die große Potenziale in sich birgt. Teilhabe statt Fürsorge bedeutet nämlich größere Gleichberechtigung und Rehabilitation und gesellschaftliche Teilhabe auf Augenhöhe. Sie bedeutet, dass in den Bereichen Wohnen, Arbeit und der Gestaltung der Freizeit betroffene Menschen aktive Entscheidungen treffen können. Sie bedeutet, dass Hilfen nach dem individuellen Bedarf und den einzelnen Bedürfnissen organisiert werden können und dass dabei eine Wahlmöglichkeit existiert. Und sie bedeutet, dass wegen der passgenauen Unterstützung die finanziellen Mittel für die Teilhabe und für die Rehabilitation effektiv und effizient verwendet werden können. Diese edle Ebene, die vom Gesetzgeber geschaffen wurde, wird im Grunde von allen bejaht und positiv bewertet. Einfach schon deshalb, weil es beim Lesen ein wundervolles Konstrukt ist, das eine Bereicherung im Sinne von Brüderlichkeit und Gleichheit widerspiegelt. Verlässt man, wie ich mit meinem Team und den betroffenen Behinderten, aber die Welt der Theorie, dann wird das, was eigentlich alle bejahen, zu einem langwierigen und nervenaufreibenden Akt, bis endlich das Persönliche Budget einem Menschen mit Behinderung zur Verfügung steht.

Die an die Fürsorge gewöhnten Träger tun sich leider mitunter genau mit dem zentralen Aspekt der Rehabilitation und Teilhabe schwer: dem

Verhandeln auf Augenhöhe. Teilhabe statt Fürsorge bedeutet schließlich - und so ist es vom Gesetzgeber gewünscht - dass Menschen mit
Behinderungen Anstrengungen für die Durch- und Umsetzung eigener
Vorstellungen und Wünsche nicht nur unternehmen dürfen, sondern
dies sogar sollen. Dadurch sind alle Beteiligten bei den Trägern zu einer
Positionsveränderung zu ihrem über Jahrzehnte gewohnten Arbeits-
ablauf gezwungen. Seit 2008 müssen die Mitarbeiterinnen und Mitarbeiter bei den Trägern die nötige Flexibilität miteinbringen, damit auf
Augenhöhe gleichberechtigte Verhandlungen mit Menschen mit Behinderungen stattfinden. Die gemeinsamen Anstrengungen sollen schließlich zu einer einvernehmlichen Lösung führen.

Viele Menschen mit Behinderungen und viele Mitarbeiter bei den
Trägern beschreiten diesen Weg. Noch sehr viel mehr Menschen tun
es aber nicht. Und das, obwohl sich das Persönliche Budget seit 2008
nicht nur in der Theorie, sondern auch in der Praxis bewährt hat. Das
traurige Resultat: Nach Schätzungen steht nur rund zwei Prozent der
anspruchsberechtigten Menschen mit Behinderungen ein Persönliches
Budget zur Verfügung, um ein selbstbestimmtes Leben zu führen. Die
restlichen 98 Prozent sind noch weiter in der Mühle der Fürsorge und
damit weit entfernt von Selbstbestimmung und wahrer Teilhabe.

Die systematische Zusammenfassung des Neunten Buches Sozialgesetzbuch (SGB IX, siehe Auszüge im Anhang) ist gut. Seine Ziele sind es
auch. Nach zehn Jahren Persönlichem Budget müssen sich, damit es
auch zu einem flächendeckenden Erfolg wird, alle beteiligten Akteure
aber endlich so positionieren, dass das Verhandeln auf Augenhöhe zur
notwendigen Normalität wird. Soziale Veränderungen erfordern nun
einmal von jedem beteiligten Menschen ebenfalls eine Veränderung in
seiner Handlungsweise. Sonst bleiben Gesetze nur Theorie. Das Führen
eines selbstbestimmten Lebens ist Menschenrecht und muss damit Bestandteil der Realität sein. In einem Gesetz kann es geregelt werden,
in der Wirklichkeit aber muss es gelebt werden. Und dazu müssen sich
alle Beteiligten der Träger in ihrem Verhalten der neuen Realität anpas-
sen, um dem zu entsprechen und es zu ermöglichen.

Die in diesem Buch gegebenen Einblicke in das Leben von Menschen, die das Persönliche Budget zur Schaffung ihres selbstbestimmten Lebens nutzen, sind alle positiv. Alle zeigen, dass sich die Lebensqualität durch das Persönliche Budget verbessert hat. Es sind Menschen, die meine Mitarbeiter und ich persönlich kennen und denen wir bei der Organisation ihres Persönlichen Budgets helfen. Vielen hundert Menschen mit Behinderung standen wir auf diese Weise seit 2008 zur Seite. Doch stütze ich mich in diesem Buch nicht nur auf die eigenen Erfahrungen, sondern auch auf die Erkenntnisse anderer, die in diesem Bereich tätig sind sowie auf fundierte wissenschaftliche Untersuchungen. Sie alle bestätigen, dass das Persönliche Budget als Grundlage für ein selbstbestimmtes Leben wirkt und von seinen Nutzern zu einem überwältigend hohen Teil positiv beurteilt wird.

Die Auswertung eigener Interviews und die Ergebnisse aus wissenschaftlichen Analysen zeigen, dass negative Äußerungen über das Persönliche Budget in der Regel nicht das Persönliche Budget selbst betreffen, sondern das ganze »Drumherum«. Die Bedarfsfeststellung erfolgt auf so unterschiedlichen Wegen, dass es kein einheitliches Verfahren gibt. Deshalb kritisieren viele das intransparente Vorgehen der Leistungsträger. Sehr kritisch betrachtet wird auch, dass bei der Ermittlung des individuellen Budgetplans häufig Konflikte zwischen den Budgetnehmern und den Mitarbeitern und Mitarbeiterinnen der Leistungsträger entstehen. Bemängelt wird ebenfalls, dass oft eine kompetente und verständliche Beratung fehlt. Wenn es einen flächendeckenden Kritikpunkt gibt, dann betrifft es die Antragsbearbeitung. Diese zieht sich oft über Monate hin und kann aus diesem Grund als unverhältnismäßig lange bezeichnet werden.

Von Seiten der Akteure der Leistungsträger kann festgehalten werden, dass sich viele skeptisch gegenüber dem Persönlichen Budget äußern. Viele erklären auch, dass sie eine große Unsicherheit in diesem Bereich haben, weil ihnen einfach die Erfahrungen im Umgang mit dem Persönlichen Budget fehlt.

»Persönliches Budget? Kennen wir nicht. Gibt es so etwas überhaupt?«

»Wenn sich Ihre Budget-Vorstellungen von den meinen weit entfernen, dann stecke ich Sie ins Heim.«

»Wenn der Budgetnehmer die Verwaltung nicht selbst leisten kann, dann kann er auch kein Persönliches Budget bekommen.«

»Wir können keinen Anspruch auf Teilhabe am Leben erkennen, weil Ihr Klient zu eingeschränkt ist, um diese Leistung in Anspruch zu nehmen.«

»Ja, der Antrag auf Persönliches Budget sagt mir irgendwie was. Der war doch in so einer schönen grünen Mappe. Was wir damit anfangen sollen, wissen wir aber noch nicht so recht.«

»Für solche Menschen hat Gott geeignete Unterbringungsformen geschaffen.«

Zwei Welten stehen sich also gegenüber, die unbedingt vereint werden müssen, damit jeder, der Anspruch auf ein Persönliches Budget hat, es auch bekommen kann.

Auf der einen Seite die zwei Prozent der Budgetnutzer, die ihren Traum vom selbstbestimmten Leben verwirklichen konnten und auf der anderen Seite die vielen unsicheren und skeptischen Akteure bei den Trägern. Ohne ihr positives Zutun werden die übrigen 98 Prozent der Menschen mit Behinderung mit Unsicherheit angesteckt und entwickeln Hemmungen, nicht den Schritt in ein selbstbestimmtes Leben zu suchen und zu gehen. Auch wenn die meisten genau das als ihren größten Lebenstraum ansehen.

Genau diese 98 Prozent sind es, die besondere Hilfe und Beratung bei der Beantragung und der Verwaltung ihres Persönlichen Budgets brauchen. Ein Gesetz kann nur die Grundlage dafür schaffen. Die an der Umsetzung beteiligten Menschen sind aber diejenigen, die es durch ihren persönlichen Einsatz erst umsetzbar machen.

Ein wirkungsvoller Hebel, um den Kreislauf der Unsicherheiten und Hemmungen zu unterbrechen, sind Informationen für beide Seiten und Fortbildungen für die beteiligten Mitarbeiterinnen und Mitarbeiter bei den Trägern. Barrieren durch unzureichende Informationsvermittlung können und müssen auf diese Weise beseitigt werden. Wissensdefizite in dem vorhandenen Ausmaß sind nach über zehn Jahren Persönlichem Budget einfach nicht hinnehmbar. Denn eine Sache hat sich in der Praxis und in wissenschaftlichen Analysen immer wieder gezeigt: Die persönliche Einstellung und der Wissensstand der Entscheider hat großen Einfluss auf die Umsetzung eines Persönlichen Budgets. Genaue Zahlen gibt es nicht. Aber es ist ganz eindeutig, dass in den seltensten Fällen bei den Entscheidern Fortbildungen zum Persönlichen Budget stattgefunden haben. Das zwangsläufige Ergebnis: Sehr häufig fühlen sich Budgetnehmer und Budgetnehmerinnen unzureichend und unverständlich zum Persönlichen Budget beraten. Vertrauen und Verhandlung auf Augenhöhe kann so nicht entstehen.

Dabei ist gerade das Vertrauen das Wichtigste für Budgetnehmerinnen und Budgetnehmer. Bei allen Umfragen wird dieser Faktor auf Platz 1 gesetzt. Zumindest bei den Antragstellern. Für die Mitarbeiterinnen und Mitarbeiter der Träger ist hingegen der wichtigste Faktor bei den Budgetverhandlungen, dass die Antragstellerin oder der Antragsteller selbständig auftreten und selbstbestimmt Entscheidungen treffen kann. Als größtes Hindernis dafür wird von den Leistungsträgern gleichzeitig die fehlende Aufgeklärtheit über die Thematik angesehen. Paradox, wenn man auf der einen Seite selbst bei dieser Aufklärungsarbeit überwiegend versagt und oft selbst nicht über den notwendigen Wissensstand verfügt.

Vertrauen entwickeln sollten auch die Akteure der Träger. Nämlich darauf, dass Menschen mit Behinderungen und Einschränkungen prinzipiell die besten Experten in eigener Sache sind. Und diese Experten in eigener Sache möchten weg aus ihrer von der Fürsorge geprägten Rolle. Sie wollen keine Fürsorgeempfänger mehr sein, sondern dank des Persönlichen Budgets Arbeitgeber. Sie wollen nicht mehr nur Teil einer Werkstatt für Menschen mit Behinderungen sein, sondern ihre berufliche Teilhabe selbst gestalten. Sie wollen nicht mehr nur zur Verfügung gestellte Freizeitangebote nutzen, sondern ihre Freizeit selbst organisieren. All das führt zu einem veränderten Status, nach dem Motto: Früher galt ich als behindert, nun bin ich ein aktiver Teil der Gesellschaft.

Damit sind allerdings auch große An- und Herausforderungen geknüpft, vor denen sich nicht nur viele Menschen mit Einschränkungen scheuen, sondern auch deren Angehörige oder Betreuende. Alle Gruppen haben oft die gleiche Befürchtung: Angst vor Überforderung. Genommen werden kann allen diese Angst nur dadurch, dass sie mit den nötigen Kompetenzen befähigt werden. Genau wie die Mitarbeiterinnen und Mitarbeiter der Kostenträger hinsichtlich ihrer Handlungen und die Dienstleisterinnen und Dienstleister hinsichtlich ihrer Beteiligung. Alle brauchen Unterstützung, damit sich die jeweiligen Einstellungen und Aktivitäten so verändern, dass das neue Leitbild, das hinter dem Persönlichen Budget steht, zu einer neuen Tradition wird. Bis 1920 war es Tradition, dass das caritative Menschenbild eine Art Gnadenleistung war. Dann kam das Krüppelfürsorgegesetz, das die Fürsorge als Pflichtleistung der Gesellschaft und des Staates definierte. Es bildete den Grundstein der Rehabilitationsgesetze vor 2001 und bildet damit auch den Grundstein bis heute. Am 1. August 2001 trat das Neunte Buch Sozialgesetzbuch (SGB IX) in Kraft. In ihm wurden die bisherigen Rechte zusammengefasst und weiterentwickelt. Der Wechsel der Leitbilder ist hier die zentrale Weiterentwicklung. Und wir alle müssen dafür sorgen, dass dieses Leitbild mit dem Persönlichen Budget zur neuen Tradition wird. Damit leistungsberechtigte Menschen in eigener Verantwortung leben können, damit sie selbstbestimmt leben können und damit ihre Unterstützung am individuellen Bedarf gemessen wird. Seit dem 1. August 2001 wurde das Gesetz häufig geändert. Am 1. Januar 2018 trat deshalb eine komplette Neufassung des SGB IX in Kraft.

Die geforderte Selbstbestimmung besitzt erwiesenermaßen nicht nur eine theoretische Gültigkeit, sie ist auch in der Praxis umsetzbar und lebenswert. So lebenswert, dass ganz klar gesagt werden kann, das es keine Fürsorge für Menschen mit Behinderung mehr zu geben bräuchte. Das Persönliche Budget ist ein absolut brauchbares Mittel, die geforderte Selbstbestimmung behinderter Menschen anzustoßen und zu realisieren. Es bildet die Grundlage, damit alle relevanten Paradigmen wie Teilhabe, Empowerment, Selbstbestimmung und Inklusion als großes Leitbild verwirklicht werden können.

Der Schlüssel zum Erreichen des großen Leitbildes ist Empowerment (Übertragung von Verantwortung), das auf gründliche Beratung aufbaut. Die Sozialpädagogik sieht zurecht das Systemische Case Management (wohl organisierte, bedarfsgerechte Hilfeleistung über die Grenzen einzelner Einrichtungen hinaus) als Möglichkeit, komplexe Unterstützung kooperativ zu konstruieren und auch zu organisieren, um auf verschiedenen Ebenen alle beteiligten Personen so zu verbinden, dass sie ressourcenorientiert handeln - effizient und effektiv. Aus Sicht der Sozialpädagogik baut das Systemische Case Management auf dem Konzept des Empowerment auf. Empowerment wird sozusagen als Schnittmenge zwischen dem Persönlichen Budget und dem Case Management angesehen. Seit den 1980er Jahren wird das Case Management im Gesundheits- und Rehabilitationssystem immer häufiger angewandt. Leider findet es aber meist nur projektbezogen oder in Teilbereichen statt. Die Ergebnisse sind immer vielversprechend. Auf lange Sicht wird deshalb das Empowerment immer mehr an Bedeutung gewinnen. Menschen mit Behinderungen können darauf aber nicht warten. Sie wollen ihre Selbstbestimmung so schnell es nur möglich ist. Und das völlig zu Recht. Der gegenwärtige Zustand zeigt aber, dass noch viel zu viele Menschen am Charakter der Fürsorge festhalten und somit den durchschlagenden Erfolg des Persönlichen Budgets behindern. Wenn es eine Sache gibt, die Menschen mit Behinderungen nicht ausstehen können, ist es, dass sie sich nicht behindern lassen möchten und wollen. `Ich lasse mich einfach nicht behindern`, sagt Nadine K. am Anfang dieses Buches. Viel zu viele werden aber immer noch behindert von zu vielen Akteuren im Bereich des Persönlichen Budgets.

Aus diesem Blickwinkel wird klar, warum mein persönliches Fazit zum Thema Persönliches Budget mit dem Satz begann: Die Fürsorge muss sterben ... damit es einfacher wird!

•

Anhang

ARTIKEL 19 IN DER UN-BEHINDERTENKONVENTION

UNABHÄNGIGE LEBENSFÜHRUNG UND EINBEZIEHUNG IN DIE GEMEINSCHAFT

Die Vertragsstaaten dieses Übereinkommens erkennen das gleiche Recht aller Menschen mit Behinderungen an, mit gleichen Wahlmöglichkeiten wie andere Menschen in der Gemeinschaft zu leben und treffen wirksame und geeignete Maßnahmen, um Menschen mit Behinderungen den vollen Genuss dieses Rechts und ihre volle Einbeziehung in die Gemeinschaft und Teilhabe an der Gemeinschaft zu erleichtern, indem sie unter anderem gewährleisten, dass

a. Menschen mit Behinderungen gleichberechtigt die Möglichkeit haben, ihren Aufenthaltsort zu wählen und zu entscheiden, wo und mit wem sie leben und nicht verpflichtet sind, in besonderen Wohnformen zu leben;

b. Menschen mit Behinderungen Zugang zu einer Reihe von gemeindenahen Unterstützungsdiensten zu Hause und in Einrichtungen sowie zu sonstigen gemeindenahen Unterstützungsdiensten haben, einschließlich der Persönlichen Assistenz, die zur Unterstützung des Lebens in der Gemeinschaft und der Einbeziehung in die Gemeinschaft sowie zur Verhinderung von Isolation und Absonderung von der Gemeinschaft notwendig ist;

c. gemeindenahe Dienstleistungen und Einrichtungen für die Allgemeinheit Menschen mit Behinderungen auf der Grundlage der Gleichberechtigung zur Verfügung stehen und ihren Bedürfnissen Rechnung tragen.

•

GRUNDGESETZ ARTIKEL 3, ABSATZ 3:

»Niemand darf wegen seines Geschlechtes, seiner Abstammung, seiner Rasse, seiner Sprache, seiner Heimat und Herkunft, seines Glaubens, seiner religiösen oder politischen Anschauungen benachteiligt oder bevorzugt werden. Niemand darf wegen seiner Behinderung benachteiligt werden.«

(Das Grundgesetz wurde im November 1994 geändert. Ergänzt wurde der Satz:»Niemand darf wegen seiner Behinderung benachteiligt werden«. Mit dieser Ergänzung erhielt erstmalig ein Benachteiligungsverbot zugunsten behinderter Menschen Verfassungsrang.)

•

ARTIKEL 26 - BUNDESTEILHABEGESETZ (BTHG)

Artikel 26 Inkrafttreten, Außerkrafttreten

(1) Dieses Gesetz tritt vorbehaltlich der Absätze 2 bis 4 *) am 1. Januar 2018 in Kraft. Gleichzeitig treten das Neunte Buch Sozialgesetzbuch - Rehabilitation und Teilhabe behinderter Menschen - (Artikel 1 des Gesetzes vom 19. Juni 2001, BGBl. I S. 1046, 1047), das zuletzt durch Artikel 2 dieses Gesetzes geändert worden ist und die Budgetverordnung vom 27. Mai 2004 (BGBl. I S. 1055) außer Kraft.

●

Auszüge aus den Sozialgesetzbüchern

Sozialgesetzbuch (SGB IX)

Neuntes Buch

Rehabilitation und Teilhabe behinderter Menschen

§ 1
Selbstbestimmung und Teilhabe am Leben in der Gesellschaft

1Menschen mit Behinderungen oder von Behinderung bedrohte Menschen erhalten Leistungen nach diesem Buch und den für die Rehabilitationsträger geltenden Leistungsgesetzen, um ihre Selbstbestimmung und ihre volle, wirksame und gleichberechtigte Teilhabe am Leben in der Gesellschaft zu fördern, Benachteiligungen zu vermeiden oder ihnen entgegenzuwirken. 2Dabei wird den besonderen Bedürfnissen von Frauen und Kindern mit Behinderungen und von Behinderung bedrohter Frauen und Kinder sowie Menschen mit seelischen Behinderungen oder von einer solchen Behinderung bedrohter Menschen Rechnung getragen.

§ 2
Begriffsbestimmungen

(1) 1Menschen mit Behinderungen sind Menschen, die körperliche, seelische, geistige oder Sinnesbeeinträchtigungen haben, die sie in Wechselwirkung mit einstellungs- und umweltbedingten Barrieren an der gleichberechtigten Teilhabe an der Gesellschaft mit hoher Wahrscheinlichkeit länger als sechs Monate hindern können. 2Eine Beeinträchtigung nach Satz 1 liegt vor, wenn der Körper- und Gesundheitszustand von dem für das Lebensalter typischen Zustand abweicht. 3Menschen sind von Behinderung bedroht, wenn eine Beeinträchtigung nach Satz 1 zu erwarten ist.

(2) Menschen sind im Sinne des Teils 3 schwerbehindert, wenn bei ihnen ein Grad der Behinderung von wenigstens 50 vorliegt und sie ihren Wohnsitz, ihren gewöhnlichen Aufenthalt oder ihre Beschäftigung auf einem Arbeitsplatz im Sinne des § 156 rechtmäßig im Geltungsbereich dieses Gesetzbuches haben.

(3) Schwerbehinderten Menschen gleichgestellt werden sollen Menschen mit Behinderungen mit einem Grad der Behinderung von weniger als 50, aber wenigstens 30, bei denen die übrigen Voraussetzungen des Absatzes 2 vorliegen, wenn sie infolge ihrer Behinderung ohne die Gleichstellung einen geeigneten Arbeitsplatz im Sinne des § 156 nicht erlangen oder nicht behalten können (gleichgestellte behinderte Menschen).

§ 4
Leistungen zur Teilhabe

(1) Die Leistungen zur Teilhabe umfassen die notwendigen Sozialleistungen, unabhängig von der Ursache der Behinderung

(2) 1Die Leistungen zur Teilhabe werden zur Erreichung der in Absatz 1 genannten Ziele nach Maßgabe dieses Buches und der für die zuständigen Leistungsträger geltenden besonderen Vorschriften neben anderen Sozialleistungen erbracht. 2Die Leistungsträger erbringen die Leistungen im Rahmen der für sie geltenden Rechtsvorschriften nach Lage des Einzelfalles so vollständig, umfassend und in gleicher Qualität, dass Leistungen eines anderen Trägers möglichst nicht erforderlich werden.

(3) 1Leistungen für Kinder mit Behinderungen oder von Behinderung bedrohte Kinder werden so geplant und gestaltet, dass nach Möglichkeit Kinder nicht von ihrem sozialen Umfeld getrennt und gemeinsam mit Kindern ohne Behinderungen betreut werden können. 2Dabei werden Kinder mit Behinderungen alters- und entwicklungsentsprechend an der Planung und Ausgestaltung der einzelnen Hilfen beteiligt und ihre Sorgeberechtigten intensiv in Planung und Gestaltung der Hilfen einbezogen.

(4) Leistungen für Mütter und Väter mit Behinderungen werden gewährt, um diese bei der Versorgung und Betreuung ihrer Kinder zu unterstützen.

§ 8
Wunsch- und Wahlrecht der Leistungsberechtigten

(1) 1Bei der Entscheidung über die Leistungen und bei der Ausführung der Leistungen zur Teilhabe wird berechtigten Wünschen der Leistungsberechtigten entsprochen. 2Dabei wird auch auf die persönliche Lebenssituation, das Alter, das Geschlecht, die Familie sowie die religiösen und weltanschaulichen Bedürfnisse der Leistungsberechtigten Rücksicht genommen; im Übrigen gilt § 33 des Ersten Buches. 3Den besonderen Bedürfnissen von Müttern und Vätern mit Behinderungen bei der Erfüllung ihres Erziehungsauftrages sowie den besonderen Bedürfnissen von Kindern mit Behinderungen wird Rechnung getragen.

(2) 1Sachleistungen zur Teilhabe, die nicht in Rehabilitationseinrichtungen auszuführen sind, können auf Antrag der Leistungsberechtigten als Geldleistungen erbracht werden, wenn die Leistungen hierdurch voraussichtlich bei gleicher Wirksamkeit wirtschaftlich zumindest gleichwertig ausgeführt werden können. 2Für die Beurteilung der Wirksamkeit stellen die Leistungsberechtigten dem Rehabilitationsträger geeignete Unterlagen zur Verfügung. 3Der Rehabilitationsträger begründet durch Bescheid, wenn er den Wünschen des Leistungsberechtigten nach den Absätzen 1 und 2 nicht entspricht.

(3) Leistungen, Dienste und Einrichtungen lassen den Leistungsberechtigten möglichst viel Raum zu eigenverantwortlicher Gestaltung ihrer Lebensumstände und fördern ihre Selbstbestimmung.

(4) Die Leistungen zur Teilhabe bedürfen der Zustimmung der Leistungsberechtigten.

§ 29
Persönliches Budget

(1) 1Auf Antrag der Leistungsberechtigten werden Leistungen zur Teilhabe durch die Leistungsform eines Persönlichen Budgets ausgeführt, um den Leistungsberechtigten in eigener Verantwortung ein möglichst selbstbestimmtes Leben zu ermöglichen. 2Bei der Ausführung des Persönlichen Budgets sind nach Maßgabe des individuell festgestellten Bedarfs die Rehabilitationsträger, die Pflegekassen und die Integrationsämter beteiligt. 3Das Persönliche Budget wird von den beteiligten Leistungsträgern trägerübergreifend als Komplexleistung erbracht. 4Das Persönliche Budget kann auch nicht trägerübergreifend von einem einzelnen Leistungsträger erbracht werden. 5Budgetfähig sind auch die neben den Leistungen nach Satz 1 erforderlichen Leistungen der Krankenkassen und der Pflegekassen, Leistungen der Träger der Unfallversicherung bei Pflegebedürftigkeit sowie Hilfe zur Pflege der Sozialhilfe, die sich auf alltägliche und regelmäßig wiederkehrende Bedarfe beziehen und als Geldleistungen oder durch Gutscheine erbracht werden können. 6An die Entscheidung sind die Leistungsberechtigten für die Dauer von sechs Monaten gebunden.

(2) 1Persönliche Budgets werden in der Regel als Geldleistung ausgeführt, bei laufenden Leistungen monatlich. 2In begründeten Fällen sind Gutscheine auszugeben. 3Mit der Auszahlung oder der Ausgabe von Gutscheinen an die Leistungsberechtigten gilt deren Anspruch gegen die beteiligten Leistungsträger insoweit als erfüllt. 4Das Bedarfsermittlungsverfahren für laufende Leistungen wird in der Regel im Abstand von zwei Jahren wiederholt. 5In begründeten Fällen kann davon abgewichen werden. 6Persönliche Budgets werden auf der Grundlage der nach Kapitel 4 getroffenen Feststellungen so bemessen, dass der individuell festgestellte Bedarf gedeckt wird und die erforderliche Beratung und Unterstützung erfolgen kann. 7Dabei soll die Höhe des Persönlichen Budgets die Kosten aller bisher individuell festgestellten Leistungen nicht überschreiten, die ohne das Persönliche Budget zu erbringen sind. 8§ 35a des Elften Buches bleibt unberührt.

(3) 1Werden Leistungen zur Teilhabe in der Leistungsform des Persönlichen Budgets beantragt, ist der nach § 14 leistende Rehabilitationsträger für die Durchführung des Verfahrens zuständig. 2Satz 1 findet entsprechend Anwendung auf die Pflegekassen und die Integrationsämter. 3Enthält das Persönliche Budget Leistungen, für die der Leistungsträger nach den Sätzen 1 und 2 nicht Leistungsträger nach § 6 Absatz 1 sein kann, leitet er den Antrag insoweit unverzüglich dem nach seiner Auffassung zuständigen Leistungsträger nach § 15 zu.

(4) 1Der Leistungsträger nach Absatz 3 und die Leistungsberechtigten schließen zur Umsetzung des Persönlichen Budgets eine Zielvereinbarung ab. 2Sie enthält mindestens Regelungen über

3Satz 1 findet keine Anwendung, wenn allein Pflegekassen Leistungsträger nach Absatz 3 sind und sie das Persönliche Budget nach Absatz 1 Satz 4 erbringen. 4Die Beteiligten, die die Zielvereinbarung abgeschlossen haben, können diese aus wichtigem Grund mit sofortiger Wirkung schriftlich kündigen, wenn ihnen die Fortsetzung der Vereinbarung nicht zumutbar ist. 5Ein wichtiger Grund kann für die Leistungsberechtigten insbesondere in der persönlichen Lebenssituation liegen. 6Für den Leistungsträger kann ein wichtiger Grund dann vorliegen, wenn die Leistungsberechtigten die Vereinbarung, insbesondere hinsichtlich des Nachweises zur Bedarfsdeckung und der Qualitätssicherung nicht einhalten. 7Im Fall der Kündigung der Zielvereinbarung wird der Verwaltungsakt aufgehoben. 8Die Zielvereinbarung wird im Rahmen des Bedarfsermittlungsverfahrens für die Dauer des Bewilligungszeitraumes der Leistungen in Form des Persönlichen Budgets abgeschlossen.

§ 117 Gesamtplanverfahren

(1) Das Gesamtplanverfahren ist nach folgenden Maßstäben durchzuführen:

(2) Am Gesamtplanverfahren wird auf Verlangen des Leistungsberechtigten eine Person seines Vertrauens beteiligt.

(3) 1Bestehen im Einzelfall Anhaltspunkte für eine Pflegebedürftigkeit nach dem Elften Buch, wird die zuständige Pflegekasse mit Zustimmung des Leistungsberechtigten vom Träger der Eingliederungshilfe informiert und muss am Gesamtplanverfahren beratend teilnehmen, soweit dies für den Träger der Eingliederungshilfe zur Feststellung der Leistungen nach den Kapiteln 3 bis 6 erforderlich ist. 2Bestehen im Einzelfall Anhaltspunkte, dass Leistungen der Hilfe zur Pflege nach dem Siebten Kapitel des Zwölften Buches erforderlich sind, so soll der Träger dieser Leistungen mit Zustimmung der Leistungsberechtigten informiert und am Gesamtplanverfahren beteiligt werden, soweit dies zur Feststellung der Leistungen nach den Kapiteln 3 bis 6 erforderlich ist.

(4) Bestehen im Einzelfall Anhaltspunkte für einen Bedarf an notwendigem Lebensunterhalt, ist der Träger dieser Leistungen mit Zustimmung des Leistungsberechtigten zu informieren und am Gesamtplanverfahren zu beteiligen, soweit dies zur Feststellung der Leistungen nach den Kapiteln 3 bis 6 erforderlich ist.

(5) § 22 Absatz 5 ist entsprechend anzuwenden, auch wenn ein Teilhabeplan nicht zu erstellen ist.

§ 119 Gesamtplankonferenz

(1) 1Mit Zustimmung des Leistungsberechtigten kann der Träger der Eingliederungshilfe eine Gesamtplankonferenz durchführen, um die Leistungen für den Leistungsberechtigten nach den Kapiteln 3 bis 6 sicherzustellen. 2Die Leistungsberechtigten und die beteiligten Rehabilitationsträger können dem nach § 15 verantwortlichen Träger der Eingliederungshilfe die Durchführung einer Gesamtplankonferenz vorschlagen. 3Den Vorschlag auf Durchführung einer Gesamtplankon-

ferenz kann der Träger der Eingliederungshilfe ablehnen, wenn der maßgebliche Sachverhalt schriftlich ermittelt werden kann oder der Aufwand zur Durchführung nicht in einem angemessenen Verhältnis zum Umfang der beantragten Leistung steht.

(2) 1In einer Gesamtplankonferenz beraten der Träger der Eingliederungshilfe, der Leistungsberechtigte und beteiligte Leistungsträger gemeinsam auf der Grundlage des Ergebnisses der Bedarfsermittlung nach § 118 insbesondere über

2Soweit die Beratung über die Erbringung der Leistungen nach Nummer 4 den Lebensunterhalt betrifft, umfasst sie den Anteil des Regelsatzes nach § 27a Absatz 3 des Zwölften Buches, der den Leistungsberechtigten als Barmittel verbleibt.

(3) 1Ist der Träger der Eingliederungshilfe Leistungsverantwortlicher nach § 15, soll er die Gesamtplankonferenz mit einer Teilhabeplankonferenz nach § 20 verbinden. 2Ist der Träger der Eingliederungshilfe nicht Leistungsverantwortlicher nach § 15, soll er nach § 19 Absatz 5 den Leistungsberechtigten und den Rehabilitationsträgern anbieten, mit deren Einvernehmen das Verfahren anstelle des leistenden Rehabilitationsträgers durchzuführen.

(4) 1Beantragt eine leistungsberechtigte Mutter oder ein leistungsberechtigter Vater Leistungen zur Deckung von Bedarfen bei der Versorgung und Betreuung eines eigenen Kindes oder mehrerer eigener Kinder, so ist eine Gesamtplankonferenz mit Zustimmung des Leistungsberechtigten durchzuführen. 2Bestehen Anhaltspunkte dafür, dass diese Bedarfe durch Leistungen anderer Leistungsträger, durch das familiäre, freundschaftliche und nachbarschaftliche Umfeld oder ehrenamtlich gedeckt werden können, so informiert der Träger der Eingliederungshilfe mit Zustimmung der Leistungsberechtigten die als zuständig angesehenen Leistungsträger, die ehrenamtlich tätigen Stellen und Personen oder die jeweiligen Personen aus dem persönlichen Umfeld und beteiligt sie an der Gesamtplankonferenz.

§ 121
Gesamtplan

(1) Der Träger der Eingliederungshilfe stellt unverzüglich nach der Feststellung der Leistungen einen Gesamtplan, insbesondere zur Durchführung der einzelnen Leistungen oder einer Einzelleistung, auf.

(2) 1Der Gesamtplan dient der Steuerung, Wirkungskontrolle und Dokumentation des Teilhabeprozesses. 2Er bedarf der Schriftform und soll regelmäßig, spätestens nach zwei Jahren, überprüft und fortgeschrieben werden.

(3) Bei der Aufstellung des Gesamtplanes wirkt der Träger der Eingliederungshilfe zusammen mit

1. dem Leistungsberechtigten,

2. einer Person seines Vertrauens und

3. dem im Einzelfall Beteiligten, insbesondere mit

a) dem behandelnden Arzt,

b) dem Gesundheitsamt,

c) dem Landesarzt,

d) dem Jugendamt und

e) den Dienststellen der Bundesagentur für Arbeit.

(4) Der Gesamtplan enthält neben den Inhalten nach § 19 mindestens
1. die im Rahmen der Gesamtplanung eingesetzten Verfahren und Instrumente sowie die Maßstäbe und Kriterien der Wirkungskontrolle einschließlich des Überprüfungszeitpunkts,

2. die Aktivitäten der Leistungsberechtigten,

3. die Feststellungen über die verfügbaren und aktivierbaren Selbsthilferessourcen des Leistungsberechtigten sowie über Art, Inhalt, Umfang und Dauer der zu erbringenden Leistungen,

4. die Berücksichtigung des Wunsch- und Wahlrechts nach § 8 im Hinblick auf eine pauschale Geldleistung,

5. die Erkenntnisse aus vorliegenden sozialmedizinischen Gutachten und

6. das Ergebnis über die Beratung des Anteils des Regelsatzes nach § 27a Absatz 3 des Zwölften Buches, der den Leistungsberechtigten als Barmittel verbleibt.

(5) Der Träger der Eingliederungshilfe stellt der leistungsberechtigten Person den Gesamtplan zur Verfügung.

§ 122
Teilhabezielvereinbarung

1Der Träger der Eingliederungshilfe kann mit dem Leistungsberechtigten eine Teilhabezielvereinbarung zur Umsetzung der Mindestinhalte des Gesamtplanes oder von Teilen der Mindestinhalte des Gesamtplanes abschließen. 2Die Vereinbarung wird für die Dauer des Bewilligungszeitraumes der Leistungen der Eingliederungshilfe abgeschlossen, soweit sich aus ihr nichts Abweichendes ergibt. 3Bestehen Anhaltspunkte dafür, dass die Vereinbarungsziele nicht oder nicht mehr erreicht werden, hat der Träger der Eingliederungshilfe die Teilhabezielvereinbarung anzupassen. 4Die Kriterien nach § 117 Absatz 1 Nummer 3 gelten entsprechend.

●